Romy Dollé

# Das Paleo-Geheimnis

## FÜR EIN GESUNDES LEBEN

1. Auflage 2016
Autorin: Romy Dollé, CH-Zumikon
Co-Autoren: Roman Gruber, CH-Basel; Prof. Dr. Dr. med. Manfred Spitzer, Ulm;
Dave Dollé, CH-Zumikon
Herausgeber: Simon Höcky, Bonn
Produktmanagement: Johanna Müller, Bonn
Projektmanagement: Melanie Steiner, München
Lektorat: Annika Buß, Bonn
Druck: Druck & Verlag Kettler GmbH, Bönen/Westfalen
Layout und Satz: www.BrunisArt.de
Bilder: Rezepte: Romy Dollé, sonstige: fotolia.de, 123rf.de
ISBN: 978-3-95443-0666-6

# Paleo – der „menschengerechte" Lebensstil

## Was ist Paleo?

Das Wort „Paleo" leitet sich von dem Wort Paläolithikum (Altsteinzeit) ab. Wenn Sie jetzt aber an Steinzeitdiät denken, liegen Sie nicht ganz richtig. Die Themen von Paleo lassen sich viel weiter unter „genetisch korrektem Lebensstil" zusammenfassen. Das bedeutet: Naturbelassene Lebensmittel essen, genügend schlafen, sich auf natürliche Art und Weise regelmäßig bewegen, das Leben genießen und sich um die familiären und freundschaftlichen Beziehungen kümmern. Paleo bedeutet nämlich auch Lachen, Singen, Tanzen und Spaß.

**Paleo ist keine Diät, Paleo ist ein Lebensstil!**

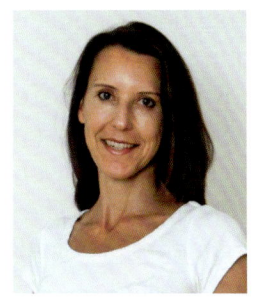

### Wie kam ich zu Paleo?

10 lange Jahre suchte ich verzweifelt nach einer Lösung für meine gesundheitlichen Probleme. Ich hatte Verdauungsbeschwerden, Blähungen, Bauchschmerzen, Verstopfungen und starke Energieschwankungen. Morgens war ich müde, schlecht gelaunt und brauchte Kaffee oder Coca-Cola, damit ich überhaupt in die Gänge kam. Manchmal hatte ich Tage, da wollte ich mich nur noch verkriechen. Alles um mich herum war dunkel und düster: meine Kleidung, meine Stimmung und meine Gedanken. Sehr oft plagte mich ein „vernebelter" Kopf ohne, dass ich Alkohol trank, Medikamente oder Drogen konsumierte. Ich aß zu viel Süßigkeiten und trank regelmäßig Energydrinks. Heute weiß ich, dass diese Dinge genauso wie Drogen wirken und dass mein vernebelter Kopf mit gerade mal 30 Jahren nicht normal war. Ich wollte voller Energie und Freude sein,

einen schlanken Bauch, eine regelmäßige gut funktionierende Verdauung und ein glückliches, sorgenfreies Leben haben. Mit Paleo habe ich es geschafft: Ich bin gesund, stark, zufrieden und voller Energie. Ich bin kreativer, gut gelaunt und auch an Tagen, an denen alles schief läuft, bleibe ich optimistisch. Paleo hat mich zu einem anderen Menschen gemacht.

Ich fühle mich frei. Frei vom Esszwang und frei von Suchtmitteln. Jeden Tag bin ich für meinen „neuen" Körper dankbar, denn über 30 Jahre wurde er von mir mit unnatürlicher Ernährung und Umweltgiften malträtiert. Aber unsere Zellen können sich wieder regenerieren und gesund und stark werden. Doch nicht alle Schäden sind reversibel. Denken Sie nur an kaputte Zähne. Die wachsen nicht nach. Knochen, Knorpel und viele andere Zellen hingegen erneuern sich relativ schnell, wenn sie die notwendigen Nährstoffe dazu erhalten. Mittlerweile bin ich beschwerdefrei und besitze stärkere Abwehrkräfte als noch vor 10 Jahren. Das alles habe ich Paleo zu verdanken.

Ich bin Expertin und Coach für den Paleo- bzw. Primal-Lebensstil und sehe mich als Kuratorin von Gesundheitsinformationen und als praktische Anwenderin des Paleo-Lebensstils. Die Ausbildung von Mark Sission, Primal Blueprint, hat Ihren Ursprung in Malibu, Kalifornien. Diese Ausbildung und Lehre zieht immer mehr Menschen an, die das Wissen um einen menschengerechten Lebensstil nach Paleo lernen und weitergeben wollen (www.marksdailyapple.com). Dazu gehören die Themen Ernährung, Bewegung und Erholung, aber auch Integration eines gesunden Lebensstils in einen modernen schnelllebigen Alltag.

**Paleo ist keine fade Diät. Paleo ist lebenslanger kulinarischer Genuss.**

Herzlichst, Ihre

Romy Dollé

PS: Überzeugen Sie sich ab Seite 121 von den köstlichen Rezepten.

## Ist es nötig, wenn man sich nach Paleo ernährt, noch Nahrungsergänzung zu nehmen?

Sehr oft werde ich das gefragt und es gibt für mich eigentlich immer nur eine Antwort: „Nahrungsergänzung macht nur dann Sinn, wenn ich sicher bin, dass ich überhaupt Defizite habe." Sollte ich welche haben, sollte ich diese dann auch beheben und nach einer gewissen Zeit kontrollieren, ob ich die geforderten Referenzwerte erreicht habe oder noch nicht.

Referenzwerte sind aber so eine Sache: Es gibt die schulmedizinischen Referenzwerte und die präventivmedizinischen Referenzwerte. Bei den schulmedizinischen Referenzwerten sind Krankheiten wie zum Beispiel Skorbut bei einem Vitamin-C-Mangel ausschlaggebend, welche die untere Referenz angeben. Skorbut wird aber heute in Europa praktisch niemand mehr haben, außer vielleicht Alkoholiker. Somit ist der untere Referenzwert oft nicht mehr richtig angesetzt.

Um bei diesem Beispiel zu bleiben: Das Vitamin C verfügt zudem über jede Menge andere Funktionen, vor allem im Immunsystem oder als Antioxidans im Übergang vom Zellkern zur Zellmembran. Deshalb brauchen wir da auch etwas mehr als nur so viel, um nicht gerade an Skorbut zu erkranken. Und so ist das bei eigentlich fast allen Mikronährstoffen so.

Nimmt man Blutuntersuchungen vor, ist es wichtig, die Werte am richtigen Ort bestimmen zu lassen. Damit meine ich nicht die Ortschaft des Labors, sondern den Ort der Messung der einzelnen Werte. Sehr oft wird in der Schulmedizin zum Beispiel das Magnesium im Serum bestimmt, obwohl nur 30 % des Magnesiums überhaupt im Serum zu finden ist. 70 % des Magnesiums ist in der Zelle, und eben nicht im Serum. Deshalb sollte man auch dort, in der Zelle, nachschauen und eine Vollblutbestimmung machen lassen.

| | Blutzellen % | Plasma, Serum % |
|---|---|---|
| Natrium | 10 | 90 |
| Kalium | 90 | 10 |
| Kalzium | 10 | 90 |
| Magnesium | 70 | 30 |
| Kupfer | 40 | 60 |
| Eisen | 99 | 01 |
| Zink | 90 | 10 |
| Selen | 65 | 35 |

Hier ein paar Beispiele:

## Kann ich überdosieren?

Man kann von allem zu wenig oder zu viel haben. Es gibt Mikronähr-stoffe, wie die fettlöslichen Substanzen, bei denen man durchaus über-dosieren kann. Man hört aber auch immer wieder Aussagen wie: „Wenn du zu viel Vitamin C nimmst, macht das nichts. Du scheidest das, was zu viel ist, einfach mit dem Urin wieder aus." Das ist zwar richtig so, aber man muss bedenken, dass auch ein Zuviel von grundsätzlich un-schädlichen Substanzen eine Wirkung im Körper hat und diese sind nicht immer positiv.

Wenn Sie beispielsweise zu viel Vitamin C zu sich nehmen, kann es sein, dass in Ihrem Körper auch zu viele Radikale abgebaut werden und Ihr System ebenfalls in ein Ungleichgewicht kommt. Das würde in diesem Fall bedeuten, dass Ihr Immunsystem zu wenig trainiert würde und wenn es wirklich gebraucht wird, ist es schwach und kann zum Bei-spiel einem Grippevirus nicht standhalten.

Bei der Nahrungsergänzung (die sogenannte Supplementierung) geht es eigentlich nicht darum, ein Übergewicht von dem, was wir als „gut" bezeichnen, zu erreichen, sondern den Körper ins Gleichgewicht zu bringen. Deshalb ist es auch so wichtig, dass Sie nicht einfach im Gießkannen-Prinzip Nährstoffe in sich hineinschütten, sondern gezielt ergänzen, was Ihnen fehlt.

Nicht nur Medikamente brauchen einen Wirkspiegel, sondern auch Mikronährstoffe müssen in der richtigen Menge vorhanden sein, um ihre Arbeit verrichten zu können. Weder zu viel noch zu wenig sind nützlich für eine Prävention. Haben Sie Mängel, die bei einer Blutanalyse zum Vorschein kommen, sollten Sie auch eine ausreichend hohe Dosis an Mikronährstoffen zu sich nehmen, um die Mängel tatsächlich zu beheben. Dies müssen Sie in Absprache mit Ihrem Heilpraktiker, Apotheker oder Arzt tun, denn die Supplementierung wird nicht mit frei verkäuflichen Nahrungsergänzungs-Produkten möglich sein.

Um Mängel zu beheben, sind meistens höhere Dosierungen nötig und deshalb sind diese Produkte meist rezeptpflichtig. Eine Therapie dauert mindestens drei Monate. Danach sollten vor allem die zuvor als schlecht diagnostizierten Werte erneut überprüft werden. Die für mich wichtigsten Mikronährstoffe, deren Werte im Blutspiegel jeder kennen sollte, sind eigentlich nur zwei: Omega-3-Fettsäuren und Vitamin D.

## Fettsäuren
Damit meine ich vor allem die Fettsäuren EPA/DHA, welche wir auch unter dem Namen Omega-3-Fischöl kennen. Aber auch die Zufuhr von gesättigten Fetten spielt eine wichtige Rolle. Hier sollten Sie sich ein umfassendes Fettsäureprofil (Blutkontrolle) erstellen lassen, denn nur so kann bestimmt werden, ob mittels Ernährung oder auch Ergänzung von Omega-3 etwas unternommen werden muss.

## Vitamin D
Lassen Sie hier unbedingt ein Blutbild machen, um die Dosierung richtig bestimmen zu können. Auch sollten Sie den Wert nach drei Monaten

nachkontrollieren. Beim Vitamin D ist es wichtig, zu welchem Zeitpunkt Sie die Messung machen lassen. Wenn Sie im September einen Blutwert von 69 haben, ist das nicht dasselbe, als wenn Sie im Januar einen Wert von 69 haben. Ob ich oft an der Sonne bin oder nicht, spielt heutzutage für diesen Wert übrigens keine allzu große Rolle. Es reicht einfach nicht aus, nur in den Ferien den Tank aufzufüllen, denn Studien haben ergeben, dass wir täglich zu einer Zufuhr von Vitamin D kommen müssen! Wenn Sie den gängigen Tipp einhalten, einfach am Mittag das Gesicht an die Sonne zu halten, ist das nicht gerade die beste Lösung, denn erstens passt sich unsere Haut an die Sonnenbestrahlung an und durch das Anpassen der Hautfarbe wird es immer schwerer, Vitamin D bilden zu können und zweitens sind Hals und Gesicht die häufigsten Orte für Hautkrebs.

**Zusammenfassung**
- keine Zufuhr von Mikronährstoffen, ohne zu Wissen, ob überhaupt Mängel bestehen.
- Therapeuten aufsuchen, die mit den richtigen Methoden und Labors arbeiten.
- Die korrekte Reihenfolge für Sie lautet: messen, zuführen/supplementieren, kontrollieren und Nahrungsergänzung richtig anpassen.

Wenn Sie in den ersten zwei Jahren etwas mehr in die Analytik investieren und regelmäßig zuführen/supplementieren, können Sie die Kontrollen der Werte zeitlich immer weiter auseinander ansetzen. Sie bekommen nach und nach ein Gefühl dafür, wo die Schwachstellen in Ihrem eigenen Körper sind.

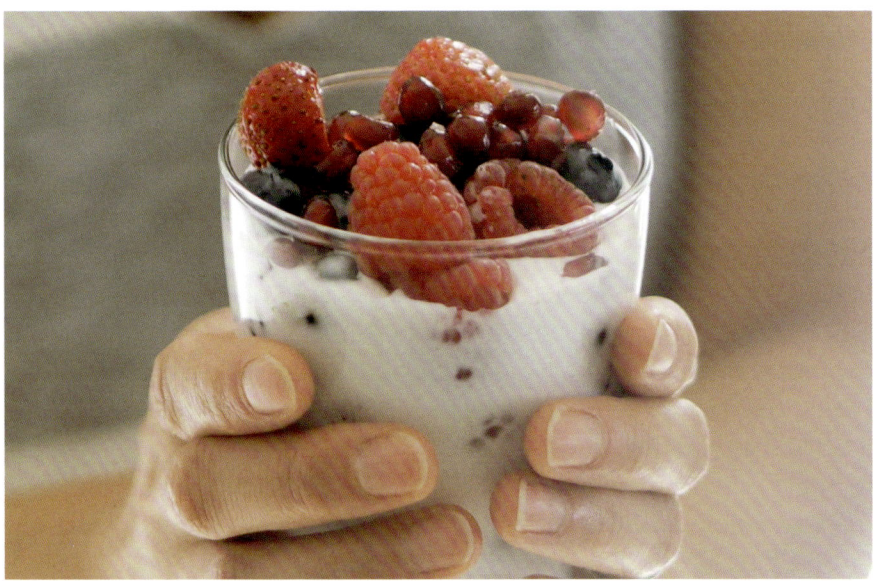

## Verbesserte Lebensqualität mit Paleo

Die Werke des Philosophen Arthur Schopenhauer (1788-1860) gehören wahrscheinlich nicht zur Standardlektüre zukünftiger Leser dieses Buches. Dennoch möchte ich ein Zitat von Schopenhauer an den Anfang meiner Überlegungen stellen, da seine grundsätzliche Bedeutung auch für die Paleo-Idee gilt: „Ein neuer Gedanke wird zuerst verlacht, dann bekämpft, bis er nach langer Zeit als selbstverständlich gilt." In einigen Bereichen der Gesellschaft geht es der Paleo-Bewegung ähnlich.

Dabei findet sich zu Beginn des 21. Jahrhunderts in Bezug auf Lebensstilfragen kaum eine Bewegung die so sinnvoll und so effektiv ist, wie die Paleo-Bewegung. Und dass dies so ist, dafür gibt es gute Gründe: so wird immer deutlicher, dass der allseits sehr geschätzte technische Fortschritt, der unseren Lebensstil dominiert, zumindest in Bezug auf unsere Gesundheit, in eine Sackgasse geführt hat. Wir werden zwar nach den neuesten Statistiken der Weltgesundheitsbehörde immer älter, allerdings auch immer kränker: nur 4 % der Weltbevölkerung sind ohne Gesundheitsprobleme und ein Drittel (das sind rund 2,3 Milliarden Menschen) hat mehr als fünf Gesundheitsprobleme. Dies hat unter anderem zu einem 50-prozentigen Anstieg des Verlustes gesunder Lebensjahre in der Bevölkerung von 21 auf 31 % geführt.

Angesichts dieser Zahlen erhebt sich zu Recht die Frage: wie kann das denn wohl sein? Die Antwort  stellt die Basis für die Überlegungen der Paleo-Bewegung dar: der menschliche Körper ist ein hochkomplexes System aus Milliarden von menschlichen Zellen, Bakterien, Viren und Pilzen, das sich in konstantem Austausch mit der Umwelt selbst reguliert. Dabei sind Eigenschaften des Systems von entscheidender Bedeutung, die sich aus seiner Evolution her erklären: die enorme Leistungsfähigkeit beruht auf einer hocheffektiven Feinsteuerung, die nur im Rahmen des evolutionär vorgegebenen, durch die Umwelt definierten Bereich funktioniert.

Als Beispiel mag die Thermoregulation dienen. Unser Körper ist in der Lage, eine konstante, aus vielerlei Gründen vorteilhafte Betriebstemperatur von 37° aufrechtzuerhalten. Sinkt die Körpertemperatur ab, produziert das System zusätzliche Wärme. Steigt die Körpertemperatur zu sehr an, wird die Wärme aus dem Inneren nach außen abgeführt. Diese exakte Steuerung funktioniert jedoch nur in den schon zitierten vorgegebenen Grenzen. Setzen wir eine Person unbekleidet in eine Tiefkühlkammer mit -70° wird sie nach kurzer Zeit zu einem Eisblock erstarren: die Regulationsfähigkeit des Systems ist überfordert.

Eine weitere Eigenschaft des Systems ist seine Abhängigkeit von der Umwelt insgesamt. Auch wenn es banal erscheinen mag, so erhält unser Körper doch alles, aber auch wirklich alles, was er zum Leben braucht aus dieser Umgebung - ganz gleich ob es sich dabei um die für seinen Betrieb benötigte Energie, bestimmte Baustoffe oder Steuerimpulse (zum Beispiel Schwerkraft oder Tageslicht) handelt.

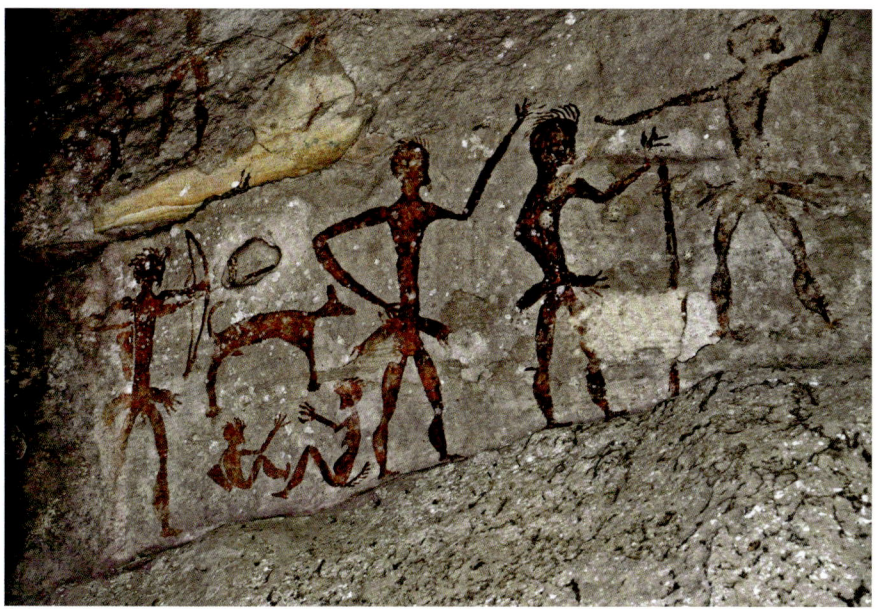

Solange unsere Umwelt „artgerecht" ist, d.h. den Voraussetzungen entspricht, die über Millionen von Jahren als Basis unserer Evolution bestanden haben, kann das „System Mensch" einwandfrei und hocheffektiv in dieser artgerechten Umwelt funktionieren. Ist die Umwelt jedoch nicht artgerecht, wird das System überfordert und entwickelt Leistungsschwächen sowie Funktionsstörungen, die wir dann als Krankheiten empfinden. Dieser mit dem „gesunden Menschenverstand" nachvollziehbare Zusammenhang wurde inzwischen nicht nur in zahlreichen epidemiologischen Studien dokumentiert, sondern lässt sich auch mit exakten biochemischen Vorgängen in unserem Körper untermauern.

So wissen wir inzwischen, dass nicht die Gene unsere Zellen steuern, sondern unsere Zellen die Gene so an- und abschalten, wie sie diese für ihren Stoffwechsel benötigen. Um das tun zu können brauchen die Zellen allerdings ganz bestimmte Steuerungsfaktoren, die zu einem großen Teil aus unserer Umwelt stammen – allerdings nur, wenn sie dort noch vorhanden sind. Diese Faktoren reichen von den Mikronährstoffen und bestimmten Fetten in unserer Nahrung bis hin zu den schon zitierten physikalischen Faktoren wie die Schwerkraft und das Sonnenlicht. Umfangreiche epidemiologische Studien belegen, dass jeweils die Mehrheit der Bevölkerung von diesen Defiziten betroffen ist. Ich habe dieses Phänomen als den „Natur-Defizit-Effekt" bezeichnet.

Leider hat unser moderner Lebensstil nicht nur zum Verlust dieser Schutzfaktoren im Alltag geführt. Hinzu kommt noch die Belastung der Umwelt durch zahlreiche „nicht historische Substanzen", d.h. Schadstoffe wie Pestizide, toxische Metalle und Feinstaub, um nur einige zu nennen. Glyphosat ist ein aktuelles Beispiel. Beide Effekte zusammen, nämlich Verlust von Schutzfaktoren und Exposition von Schadfaktoren aus der Umwelt, überfordern die Regulationsfähigkeit unseres Körpers und bewirken so die allseits beklagten und zu Recht sogenannten Zivilisationskrankheiten.

Nun zurück zu Paleo: wollte man diese komplexen, naturwissenschaftlichen Zusammenhänge allen Menschen erklären, um sie auf die Problematik und mögliche Lösungen hinzuweisen  wäre dies ein schwieriges Unterfangen. Exakt an dieser Stelle setzt die Paleo-Bewegung mit ihrem „simplen" Motto an: zurück in die Steinzeit! Auch wenn wir nicht exakt wissen, was wir seinerzeit im Einzelnen getrieben haben, so lässt sich doch eine lange Liste von Faktoren aufstellen, die eindeutig seinerzeit anders waren als heute. Und damals sind wir immerhin so fit gewesen, dass wir zu Fuß um die ganze Welt gegangen sind. Heute schafft so manch ein Zeitgenosse keinen Kilometer mehr!

Inzwischen finden sich auch in der Fachliteratur zunehmend Publikationen, die nachweisen, dass ein  Lebensstil à la Paleo einen ganz wesentlichen Einfluss auf die Entstehung und das Fortschreiten der Zivilisationskrankheiten hat - ganz gleich ob es sich dabei um eine mediterrane Diät oder die Steigerung der körperlichen Aktivität handelt. Das

Besondere am Paleo-Prinzip ist jedoch der „multifaktorielle Ansatz". Dies bedeutet, dass sowohl eine artgerechte Ernährung als auch eine ausreichende Bewegung (vor allem in der Natur) als auch damit verbunden eine ausreichende Sonnenexposition (nicht nur für die benötigte Produktion von Vitamin D, sondern auch einen korrekten circadianen Rhythmus mit einem guten Schlafverhalten) als auch ein artgerechte soziale Um-/Lebenswelt angestrebt werden.

Dieser methodische Ansatz, an vielen Schrauben zu drehen, kommt dem komplexen Steuerungsprinzip des menschlichen Körpers sehr entgegen und erklärt nicht nur die kurzfristigen Erfolge des Paleo- Lebensstils bei der Beseitigung von Krankheitssymptomen, sondern auch die damit verbundene verbesserte Lebensqualität. Hätte es jemand geschafft, sich das Paleo-Prinzip patentieren zu lassen, hätte er viel Geld dafür verlangen können und wäre inzwischen ein reicher Mann. Doch glücklicherweise kann sich jeder des Paleo-Prinzips bedienen.

Warum dies so ist und wie dies im Einzelnen funktionieren kann, wird in hier im Buch hinreichend deutlich und verständlich dargelegt. Als „ambitionierter und notorischer Gesundheitserreger" wünsche ich daher diesem Buch und der Paleo-Idee insgesamt eine weite Verbreitung.

Schlangenbad im Mai 2016
Prof. Dr. Jörg Spitz

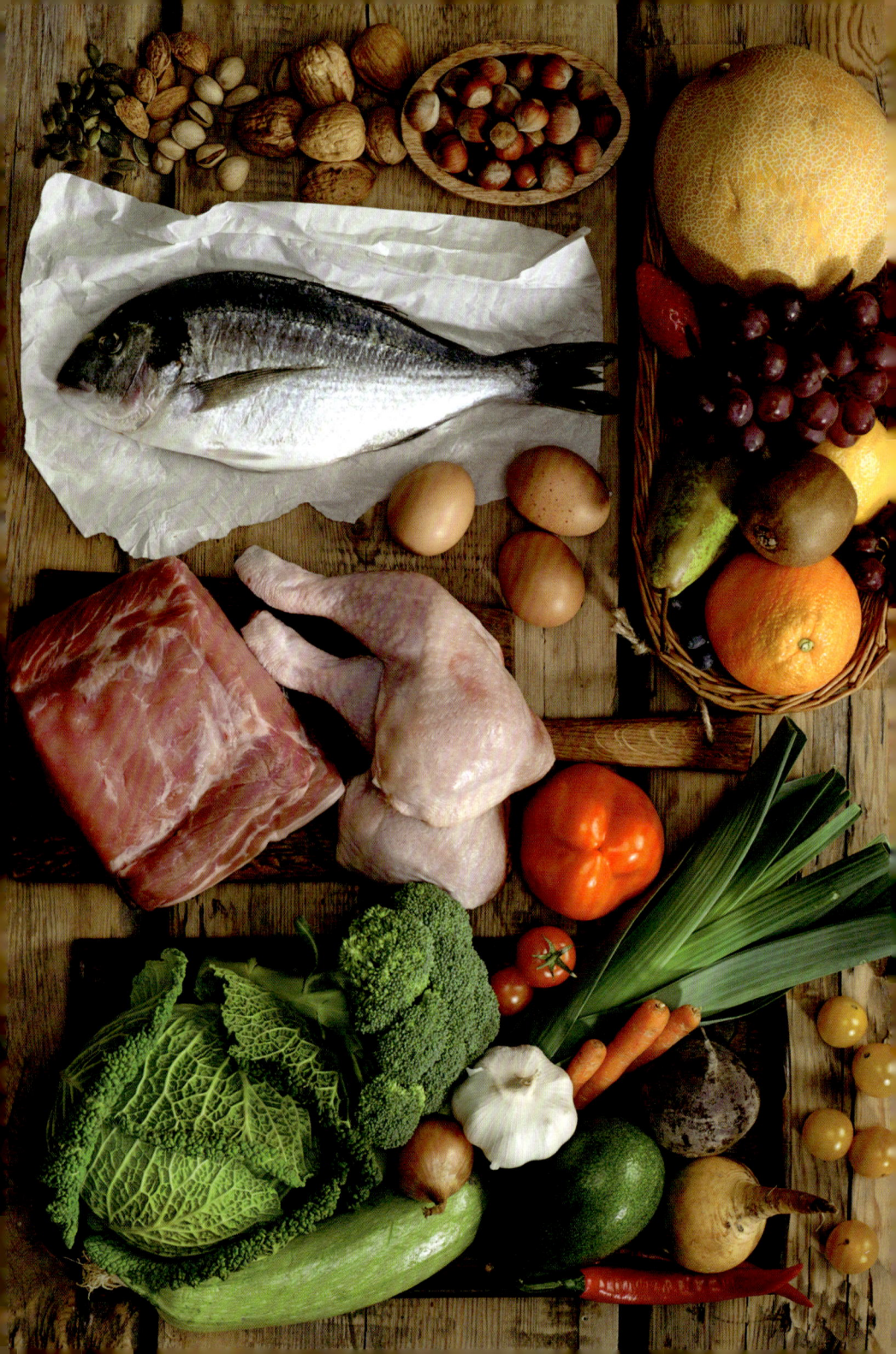

# Paleo: Mit Ernährungs-Grundsätzen gesund leben

## Aufbau des Buchs

**Im ersten Teil** finden Sie die Paleo-Grundsätze des Paleo-Lebensstils: Ernährung, Bewegung, Erholung und das soziale Umfeld.

**Im mittleren Teil** habe ich für Sie alle Informationen über Krankheiten zusammengetragen, die aufgrund unserer Ernährung und Umweltfaktoren entstehen. Diese Erkrankungen können Sie mit dem Paleo-Lebensstil vermeiden, mildern und teilweise heilen.

**Im letzten Teil** „Praktische Mahlzeitenpläne" lesen Sie, wie Sie sich vom Frühstück bis zum Abendessen abwechslungsreich und ganz nach Paleo ernähren können – ohne dabei auf leckere Snacks oder süße Nachspeisen zu verzichten. Gleichzeitig gebe ich Ihnen praktische Tipps, was Sie außer Haus essen und am besten in einem Restaurant bestellen können.

## Die Paleo-Grundsätze im Überblick

### 1. Grundsatz: Natürliche Nahrungsmittel

Als Hauptkriterium bei der Auswahl der Nahrungsmittel gilt, dass die Nahrungsmittel auch roh gegessen gut verträglich sind. Roh essen und trinken dürfen Sie: Gemüse, Früchte, Fleisch, Fisch, Eier, Nüsse, Samen, Wasser und Rohmilch. Vermeiden sollten Sie alles, was roh nicht verträglich ist wie zum Beispiel Getreide, Kartoffeln, Hülsenfrüchte etc. Paleoaner sind überhaupt keine Rohköstler. Es geht nur um das Kriterium, dass die Nahrungsmittel auch roh gut *verdaubar* sind. Viele Nahrungsmittel sind gekocht einfacher zu verdauen, schmecken besser und die Nährstoffe können einfacher vom Körper aufgenommen werden. Die Zusammensetzung von rohen und gekochten Mahlzeiten macht die Ernährung abwechslungsreicher.

**Wieso muss ich Speisen kochen?**
Die Nahrungsmittel, die vor dem Verzehr gekocht werden müssen, enthalten natürliche Abwehrstoffe, sogenannte Anti-Nährstoffe. Die Natur hat diese entwickelt, damit bestimmte Pflanzen nicht von anderen Tieren gefressen oder von Fäulniserregern befallen werden. Rohe Kartoffeln beispielsweise enthalten Solanin. Das ist ein giftiges Alkaloid. Besonders viel davon sammelt sich unter der Kartoffelschale, an den grünen und den keimenden Stellen. Solanin verhindert, dass Kartoffeln faulen. Dieser giftige Anti-Nährstoff wird jedoch beim Kochen weitestgehend herausgelöst.

So gibt es eine ganze Reihe von Anti-Nährstoffen, die durch Paleo-Ernährung vermieden werden.

## 2. Grundsatz: Unverarbeitete Nahrungsmittel
Paleo-Nahrungsmittel sollten keine künstlichen Zusatzstoffe wie Aromastoffe, Weichmacher, Stabilisatoren, Verdickungsmittel oder Farbstoffe enthalten. Diese Stoffe behindern Ihren natürlichen Sättigungseffekt und Nahrungsinstinkt. Ein gutes Beispiel sind künstliche Süßstoffe. Sie haben zwar keine Kalorien, lösen aber ein Hungergefühl im Körper aus. Daher werden diese auch in der Tiermast eingesetzt.

## 3. Grundsatz: Regionale Nahrungsmittel
Kaufen Sie mehr regionale Nahrungsmittel. Sie belasten die Umwelt damit weniger, als mit Nahrungsmitteln, die aus Übersee importiert werden müssen. Positiver Nebeneffekt: Direkt beim Bauern oder Produzenten einzukaufen, macht die Nahrungsmittel günstiger. Zudem sehen Sie vor Ort, ob die Tiere artgerecht gehalten und gefüttert werden. Sie können den Bauern auch fragen, ob und welche Pestizide er benutzt.

## 4. Grundsatz: Saisonale Nahrungsmittel

Lokale saisonale Früchte und Gemüse haben den Vorteil, dass sie erst vollreif geerntet werden. Dadurch sind sie intensiver im Geschmack und besitzen eine höhere Nährstoffdichte. Meist sind saisonale Produkte günstiger als importierte Sorten aus fernen Ländern.

## 5. Grundsatz: Biologische Nahrungsmittel

Bei biologischen Nahrungsmitteln werden generell weniger bis gar keine Pestizide eingesetzt. Dadurch nimmt die Natur weniger Schaden und die Lebensmittel sind weniger mit Giften belastet. Bei den tierischen Produkten bürgen die Bio-Label dafür, dass Tiere artgerecht gehalten und gefüttert werden. Abgesehen vom Wohl des Tieres enthalten das Fleisch, der Fisch und die Eier viel mehr der natürlichen Nährstoffe, wie etwa Omega-3 oder Vitamin K. Tiere, die aus Stallungen mit Antibiotika, Getreidefütterung und künstlichen Zuckern kommen, liefern Ihnen und Ihrer Gesundheit keine gesunden Nahrungsmittel.

### Vitamin K

Vitamin K ist ein fettlösliches Vitamin wie die Vitamine A, D und E. Vitamin K ist wichtig für die Blutgerinnung und die Knochenbildung. Es verhindert, dass sich Kalzium in den Knochen ablagert. Vitamin K kann sogar bestehende Verkalkungen rückgängig machen. Vitamin K ist in grünem Blattgemüse, Avocado, Eigelb und Rohmilch, Rohmilchkäse und -butter von grasgefütterten Tieren enthalten. Damit der Körper Vitamin K aus dem Blattgemüse besser aufnehmen kann, ist es wichtig gesunde natürliche Fette dazu zu essen.

## 6. Grundsatz: Ausgewogene Makronährstoffe

Die Paleo-Ernährung stellt in unseren Regionen eine ausgewogene Ernährungsform dar. Die Makronährstoffe sind gleichmäßig aufgeteilt in:

- 30 % Proteine,
- 30 % Kohlenhydrate und
- 40 % Fett.

Haben Sie das Ziel, Körperfett abzubauen, sollten Sie den Kohlen-hydratanteil reduzieren und durch gesunde Fette ersetzen. Bei dieser Ernährungsform wird gesunden natürlichen Fetten viel Aufmerksamkeit geschenkt, denn natürliche Fette machen Sie nicht dick. Es sind die stärkehaltigen Kohlenhydrate, die Ihre Fettdepots wachsen lassen. Fett ist aber nicht gleich Fett.

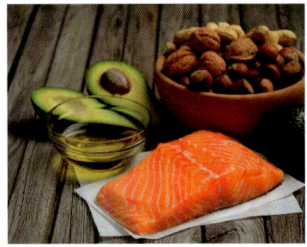

Die Fette, die Ihnen gut tun, sind natürliche tierische und pflanzliche Fette: Fett im Fleisch, Fett im Fisch, Fett in Geflügel, Fett in Eigelb, Butter und Bratbutter. Natürliche pflanzliche Fette stecken in Avocados, nati-vem Kokosöl, Nüssen und kalt gepresstem Olivenöl.

Vermeiden Sie industriell hergestellte Pflanzenöle aus Sonnenblumen, Erdnüssen, Soja etc. Diese Fette sind hoch verarbeitet und werden schnell ranzig. Sie enthalten hohe Anteile der Omega-6-Fettsäuren, die Entzündungen verursachen. Außerdem kommt durch den Konsum der industriell hergestellten Fette das Omega-3- mit dem Omega-6-Verhält-nis im Körper aus dem Lot. Empfehlenswert ist ein Verhältnis von 1:2 (Omega-3:Omega-6). Essen Sie nach einer herkömmlichen westeuro-päischen Diät, liegt das Verhältnis bei ca. 1:20. Es ist einfacher, auf Omega-6-Fettsäuren zu verzichten als Omega-3-Fettsäuren durch die Ernährung oder durch Nahrungsergänzungsmittel zu erhöhen.

## 7. Grundsatz: Gluten vermeiden

Gluten ist ein Klebereiweiß in Getreidekörnern und nur sehr schwer ver-daulich. Oft wird Gluten nicht vollständig in einzelne Aminosäuren zer-legt und es bleiben unvollständig verdaute Glutenbruchstücke zurück. Diese Proteinbruchstücke nennt man Peptide. Je nach Zustand der Darmschleimhaut können sie die Schleimhaut passieren (Leaky-Gut-Syndrom/durchlässiger Darm) und gelangen in die Blutbahn. Da zu die-sem Zeitpunkt, die Peptide noch nicht genug verdaut sind um vom Körper vollständig verstoffwechselt zu werden, können sie zu allergischen Reaktionen führen, die sich durch Schwellungen im Darm, chronischen Entzündungen im Körper oder sogar durch Entzündungen im Gehirn äußern. Im Gegensatz zu einem Insektenstich am Arm, dessen Schwellung Sie leicht erkennen und spüren können, bemerken Sie mögliche Schwellungen im Darm, die durch allergische Reaktionen ausgelöst werden, nicht unbedingt.

Langfristig wird die Darmwand durchlässig und es entstehen diffuse Verdauungsbeschwerden. Dazu zählen zum Beispiel Blähungen und Nahrungsmittel-Intoleranzen oder Beschwerden, die nicht direkt mit dem Darm in Zusammenhang gebracht werden. Dies kann von leichten Kopfschmerzen („Brainfog") bis Migräne gehen. Chronische Entzündungen, die sich in Gelenkschmerzen oder der Haut (Akne, Neurodermies, etc.) zeigen.

Noch schwieriger ist es bei allergischen Entzündungen, wenn sie im Gehirn stattfinden. Das Hirngewebe hat nicht – wie etwa die Haut – die Möglichkeit, sich über Juckreiz oder Schmerzen bemerkbar zu machen. Daher nimmt die betroffene Person eine allergische Entzündungen im Gehirn – beispielsweise aufgrund von Glutenpeptiden – nicht direkt, sondern lediglich durch ein vernebeltes Gefühl im Kopf wahr.[1] Getreide enthält keine essenziellen Nährstoffe und kann deshalb ohne Probleme aus Ihrer Nahrungsliste gestrichen werden. Ersetzen Sie es durch gesündere nährstoffreichere Wurzelgemüse.

Der Ernährungsforscher Dr. William Willett[2], geht sogar noch weiter. Er sagt: „Fett und Protein sind essenziell (lebensnotwendig) und es wäre gut, wenn die Menschen Getreide und stärkehaltige Kohlenhydrate durch die große Auswahl an Gemüse ersetzen würden."

## 8. Grundsatz: Zuckerkonsum reduzieren

Mit Zucker ist nicht nur Tafelzucker gemeint, sondern alle Arten von Zucker inklusive Honig, Fruchtzucker, Ahornsirup und alle künstlichen

Süßstoffe. Je weniger Zucker Sie konsumieren, desto sensibler werden wieder Ihre Geschmacksnerven. Die Lust auf Süßes geht nach und nach zurück und Sie nehmen die natürlichen Süße besser wahr.

### Künstliche Süßstoffe

Künstliche Zuckerersatzstoffe sind keine Alternative. Sie sind schädlich und bringen Ihre Körperintelligenz durcheinander. Das bedeutet, dass Ihr Gehirn weiterhin Süßigkeiten verlangt und sich nicht mit nährstoffreichen, natürlichen Lebensmitteln zufriedengibt. Das Gehirn sendet stetig das Signal: „Hunger", obwohl genügend Energie zur Verfügung steht. Sie fühlen sich nicht gesättigt und unzufrieden. Zucker ist ein Suchtmittel, ähnlich wie Alkohol, Nikotin, Heroin und andere Drogen.[3]

Wenn das Bedürfnis nach Süßigkeiten aufkommt, essen Sie eine Rippe hochwertige Schokolade. Sie sollte mindestens 70 % Kakao enthalten und keine künstlichen Zusätze. Sie können nach den Mahlzeiten auch eine Frucht essen oder eine selbstgemachte zuckerreduzierte Nachspeise genießen (für Anregungen dafür blättern Sie auf Seite 170).

## 9. Grundsatz: Milchprodukte richtig auswählen

Milchprodukte werden leider durch Pasteurisierung und Homogenisierung dermaßen „kaputt" verarbeitet, dass der menschliche Körper diese nicht mehr reibungslos verdauen kann.

Wird die Rohmilch aber in ihrem ursprünglichen Zustand belassen, also so, wie sie direkt aus dem Euter der Kuh fließt, kann sie von den meisten Menschen besser verdaut werden. Es gibt verschiedene Gründe, warum Rohmilch dem Menschen besser bekommt: Die Enzyme in der Milch werden nicht durch die Erhitzung (Pasteurisierung) zerstört und können den menschlichen Verdauungsprozess aktiv unterstützen. Durch den Homogenisierungsprozess werden die beiden einzelnen Milchbestandteile Wasser und Fett zusammengefügt. So kann sich der

Rahm nicht mehr oben auf der Milch absetzen. Die Milch bleibt immer gleich. Der Nachteil der „schönen", gleichmäßigen, homogenisierten Milch ist, dass unser Verdauungssystem diese neuen, kombinierten Fett-Wasser-Einheiten nicht erkennt. Sie sind fremd, unverdaulich und führen oft zu Blähungen, Durchfall, Bauchkrämpfen, Verstopfung, chronischen Entzündungen im Darm und anderen Beschwerden. Bitte beachten Sie, dass auch Rohmilch und Rohmilchprodukte (Rohmilchbutter, Rohmilchquark, Rohmilchkäse etc.) nicht von jedem verdaut werden können. Ein Mangel an Laktase (Verdauungsenzym im Magen) oder eine Intoleranz auf Casein (Milchprotein) kommen leider relativ häufig vor.

 **Leiden Sie an einer Laktoseintoleranz?**
Das können Sie mit einer Eliminierungsdiät feststellen: Verzichten Sie dafür eine Woche ganz konsequent auf alle Milchprodukte und beobachten Sie, wie Sie sich fühlen: weniger Blähungen, kein Durchfall oder Verstopfung, „klarer" im Kopf, flacher Bauch, mehr Energie etc. Ein schnelleres Ergebnis, jedoch auch weniger zuverlässig, bekommen Sie durch einen Test beim Arzt.

## 10. Grundsatz: Hülsenfrüchte besser weglassen

Hülsenfrüchte können nicht roh gegessen werden. Sie enthalten viele Anti-Nährstoffe wie Lektine und Saponine und können die Darmwände schädigen und durchlässig machen. Das wiederum verursacht Entzündungen im Körper, die oft die eigentliche Ursache einer Krankheit sind, lesen Sie dazu mehr auf Seite 53. Übrigens merken Sie sehr genau, ob Sie Hülsenfrüchte verdauen können: Gasbildung ist ein eindeutiges Zeichen, dass die Verdauung nicht einwandfrei funktioniert. Blähungen und Völlegefühl sind nicht normal, auch wenn daran die meisten Leute täglich leiden.

## 11. Grundsatz: Durst = Wasser

Um Ihren Durst zu stillen, trinken Sie Wasser. Pures Wasser aus dem Wasserhahn, wenn die Wasserqualität es zulässt. Sonst ein stilles Wasser aus der Glasflasche, in Deutschland, zum Beispiel Hirschquelle

Vital. Wird pures Wasser langweilig, können Sie es mit einem Spritzer Zitronensaft oder frischen Pfefferminzkräutern aromatisieren. Sie können Tee (ohne Zucker) zubereiten und abkühlen lassen. Dazu eignen sich vor allem reine Bio-Kräutertees. Achtung: Früchtetees enthalten oft Zusatzstoffe und sind meistens stark aromatisiert.

Am Morgen trinken Sie Kaffee oder Tee zum Frühstück oder Sie genießen anstelle eines festen Frühstücks einen Bullet-Proof (siehe dazu Info-Kasten). Trinken Sie Kaffee oder Tee nicht als Durstlöscher und nicht zusammen mit Milch oder Zucker. Kaffee ist ein Stimulans und sollte daher nur niedrig dosiert konsumiert werden. Tees (schwarze, weiße oder grüne) enthalten viele Antioxidantien, können Entzündungen im Körper lindern und das Immunsystem stärken. Roiboos-Tee ist eine koffeinfreie Alternative, die ebenfalls viele Antioxidantien enthält. Achten Sie bei Kaffee und Tee auf eine hohe Qualität, die auch einen besseren Geschmack begünstigen kann.

### Bullet-Proof

Bullet-Proof ist Butterkaffee. Ein Mixgetränk aus Kaffee und Butter oder Kokosöl. Das Mixgetränk wirkt als leichtes mentales Aufputschmittel aufgrund des Koffeins und gibt körperliche Energie durch die kurz- und mittelkettigen Fettsäuren in der Butter oder dem Kokosöl. Da keine Kohlenhydrate und Proteine gegessen werden, bleibt der Körper im Fettverbrennungsmodus. Der ideale Zustand, um Körperfett abzubauen.

## 12. Grundsatz: Alkohol nur ausnahmsweise

Alkohol ist ein Gift und der Körper setzt alles in Bewegung, um dieses Gift so schnell wie möglich wieder loszuwerden. Alkohol wird direkt in der Leber verarbeitet und das so lange und so oft, bis der Alkohol aus dem Körper eliminiert ist. Das heißt, Alkohol stört die Verdauung, verhindert die Aufnahme von Nährstoffen und kann Entzündungen an den Verdauungsorganen auslösen. Solange der Körper mit der Alkoholausscheidung beschäftigt ist, wird weder Fett aus der Nahrung noch Körperfett abgebaut. Es gibt Studien, die gesundheitsfördernde Faktoren von Alkohol aufzeigen. Egal, wie gesund gewisse Bestandteile (z. B. Antioxidantien) in Rotwein sein mögen, Alkohol ist toxisch und die Reaktion des Körpers, der die Ausscheidung dieses Giftes priorisiert, sollte Grund genug sein, dem Alkoholkonsum kritisch gegenüberzustehen.

Wenn Sie eine Ausnahme machen wollen, wählen Sie qualitativ hochwertige glutenfreie Produkte, wie zum Beispiel ein bis zwei Gläser Rotwein oder ein Gläschen Rum (aus Zuckerrohr), Brandy oder Cognac (aus Wein) oder einen hochwertigen Tequila (aus Agave). Bier habe ich nicht vergessen. Bier ist besser zu meiden. Es enthält viele glutenhaltige Kohlenhydrate und fördert direkt den unschönen „Bierbauch".

## Halten Sie diese Paleo-Grundsätze sinnvoll ein

Diese Grundsatz-Empfehlungen sind nicht engstirnig oder fanatisch einzuhalten. Je länger Sie sich nach Paleo-Grundsätzen ernähren, desto einfacher und normaler werden Ihr Alltag, Ihre Wochenenden, Einladungen, Partys und die Ferien. Sehr wichtig ist es, dort strikt zu sein, wo auch schon kleinste Mengen krank machen. Dies ist zum Beispiel bei der Krankheit Zöliakie der Fall. Bereits kleine Spuren von Gluten können starke Beschwerden auslösen.

### Halten Sie sich an die Paleo-Grundsätze

Sie sind:

- glutenfrei,
- laktosefrei,
- zuckerfrei,
- wasserreich,
- regional, saisonal und unverarbeitet
- mit zahlreichen Makronährstoffen und nahezu alkoholfrei.

So lernen Sie ein vollkommen neues Wohlgefühl kennen, bei dem Körper, Geist und Seele im Einklang sind.

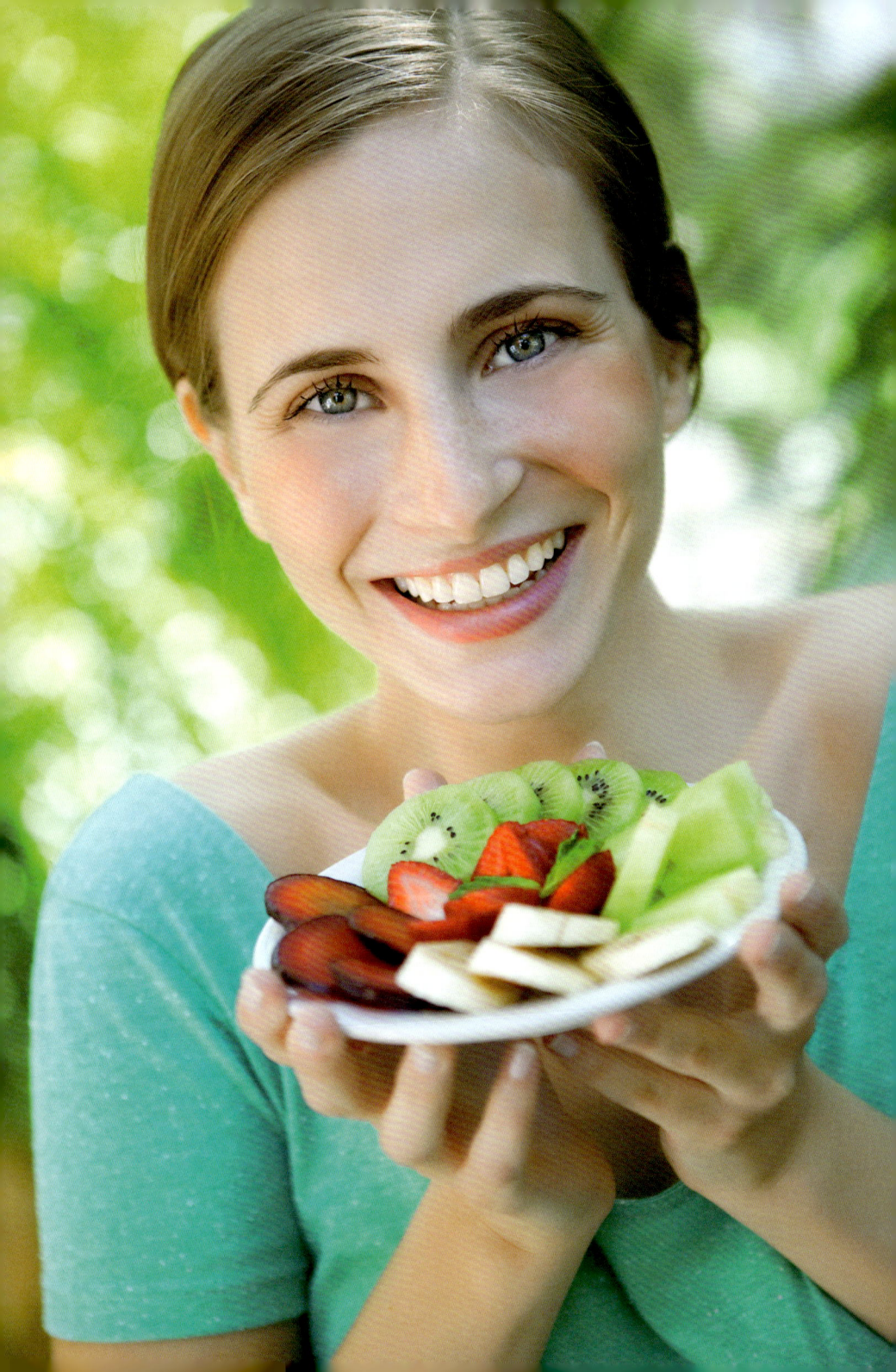

# Der Paleo-Tag

## Beginnen Sie Ihren Paleo-Tag schon am Abend davor

Mit ein paar Regeln fängt Ihr Paleo-Tag bereits am Abend zuvor an. Achten Sie auf folgendes:

- Schalten Sie mindestens 2 Stunden vor dem Zubettgehen Computer, Smartphone etc. aus. Das blaue Licht dieser elektronischen Geräte hält Ihren Geist und Körper wach
- Dimmen Sie das Licht und verwenden Sie rote Lampen (gleiche Lichtstrahlen wie Kerzen)
- Nehmen Sie ein Voll- oder Fußbad
- Idealerweise gehen Sie vor 22 Uhr schlafen
- Verwenden Sie keine elektronischen Geräte im Schlafzimmer
- Lichtdichte Vorhänge oder Gardinen anbringen
- Im besten Fall haben Sie außer dem Bett keine weiteren Möbel im Schlafzimmer
- Sorgen Sie für Ordnung im Schlafzimmer, hier gilt das Motto: „Weniger ist mehr!"
- Die ideale Zimmertemperatur liegt bei ca. 18 °C
- 7 bis 8 Stunden Schlaf sind ideal
- Stehen Sie zwischen 6 und 7 Uhr morgens auf

## Ihr Paleo-Morgen: Salzwasser mit Limettensaft[4]

Trinken Sie morgens als erstes ein Glas Wasser mit einem Esslöffel Limettensaft und einer guten Prise Meer- oder Himalayasalz. Das Salzwasser stärkt und entlastet die Nebenniere. Die walnussgroße Drüse ist für die Ausschüttung vieler Hormone zuständig. Leiden Sie unter Stress, ist die Nebenniere besonders gefordert.

Ganz anders als raffinierte Salze haben Natursalze keinen negativen Effekt auf den Blutdruck. Natursalze erkennen Sie vor allem daran, dass sie nicht strahlend weiß, sondern rötlich oder gräulich sind.

Der Esslöffel Limettensaft erhöht den pH-Wert im Körper. Dieser sinkt über Nacht automatisch ab. Ein optimaler pH-Wert unterstützt die Enzyme im Körper, damit diese bei der Energieproduktion optimal arbeiten können.

Versuchen Sie den Tag ohne Stress zu beginnen und stehen Sie lieber ein bisschen früher auf.

## Los geht's mit Bewegung am Morgen

Gehen Sie eine halbe Stunde direkt vor oder nach dem Frühstück an der frischen Luft spazieren: Das Licht ist wichtig für Ihren zirkadianischen Rhythmus (Biorhythmus). Genauso wie die Dunkelheit am Abend wichtig ist, um den Körper zu entspannen und für den Schlaf vorzubereiten.

## Meditieren vor dem Frühstück

Idealerweise machen Sie vor dem Frühstück eine kurze Meditationsübung, um sich geistig auf den Tag vorzubereiten (eine Anleitung zum Meditieren finden Sie auf Seite 36).

## Frühstück – groß oder klein?

Frühstück kann eine größere oder kleinere Portion sein. Je nach Ihrem persönlichen Hunger. Fehlt der Hunger ganz, trinken Sie ein Glas Wasser, einen Kaffee oder Tee. Später, wenn Sie den Hunger spüren, seien Sie vorbereitet. Jetzt ist die Gefahr besonders groß, dass Sie zu einer zuckerhaltige Zwischenmahlzeit greifen.

## Frühstückszeit ist Dankbarkeits-Journalzeit

Ein Dankbarkeits-Journal können Sie während des Frühstücks ausfüllen. Es ist eine banale Übung, die jedoch sehr viel Wert ist. Schreiben Sie ein paar Dinge auf, für die Sie dankbar sind. Zum Beispiel:

„Ich bin dankbar dafür, dass ich gut geschlafen habe."

„... dass ich gesund bin."

„... dass ich in einer liebevolle Beziehung lebe."

„... dass ich beim Spaziergang den Rosenduft wahrgenommen habe."
„... dass ich entspannt bin." usw.

Diese bewusste Wahrnehmung der positiven Aspekte in Ihrem Leben relativiert Sorgen und negative Gedanken. Das Negative wird zwar nicht ausgeblendet, es wird aber in eine ausgewogenere Relation zum Ganzen gebracht.

**Haben Sie keine Zeit für ein Morgenritual?**
Sie denken sich: „Unmöglich, das dauert alles viel zu lange. Morgens muss es schnell gehen. Morgens habe ich andere Prioritäten und Aufgaben zu erledigen." Einwände und Bequemlichkeit stehen dem Morgenritual im Weg. Am Anfang ist das Morgenritual für viele ein Ding der Unmöglichkeit. Doch probieren Sie es einfach aus. Es lohnt sich!

Integrieren Sie die folgenden einzelnen Teile Schritt für Schritt in Ihren Tagesablauf: Trinken Sie nach dem Aufstehen als erstes ein Glas Wasser mit Limettensaft und Salz, Sie schaffen das! Sorgen Sie im Schlafzimmer für optimale Voraussetzungen, damit Ihr Schlaf erholsam wird. Für Sie ist es ein einmaliger Zeitaufwand. Beginnen Sie abends früher ins Bett zu gehen. Den Unterschied werden Sie bereits nach ein paar Nächten spüren. Das Aufstehen fällt Ihnen immer leichter. Für die meisten Menschen sind 8 Stunden Schlaf ausreichend und sie wachen ohne Wecker auf.

Wenn möglich gehen Sie morgens eine halbe Stunde an der frischen Morgenluft spazieren. Wenn Sie diese Zeit nicht haben, machen Sie auf jeden Fall 10 Minuten Dehnübungen auf Ihrem Balkon oder im Garten. Sie können die 10 Minuten auch zum Meditieren nutzen oder für das Dankbarkeits-Journal aufwenden. Erweitern und ergänzen Sie Ihr Morgenritual nach Ihren Bedürfnissen.

Abläufe werden über die Zeit zu Gewohnheiten, die Sie nicht mehr missen möchten. Wie schön ist es, morgens ruhig am Tisch zu sitzen und den Kaffeeduft wahrzunehmen. Sich zu spüren und zu überlegen, was alles gut in Ihrem Leben ist.

Die Zeit für Sie selbst vor Ihrer Tagesroutine, ist pures Gold wert. So fühlen Sie sich gewappnet für die Aufgaben des Tages. Sie strahlen Ruhe und Gelassenheit aus, weil Sie Ihren Tag nicht mit Stress und Hektik beginnen. Das wiederum wirkt sich positiv auf die Menschen in Ihrem Umfeld aus. Ihre Mitmenschen werden es spüren und sich unbewusst an Ihre Gelassenheit und Ruhe anpassen.

Das Ritual können Sie jederzeit an Ihre jeweilige Lebenssituation anpassen. Die einzelnen Bestandteile können länger oder kürzer sein. Diejenigen unter Ihnen, die einen Hund halten, werden den morgendlichen Spaziergang schon in ihr Leben integriert haben – bei jedem Wetter. Dafür fehlt vielleicht noch ein anderer Teil. Ein Morgenritual kann natürlich auch andere Elemente enthalten wie beispielsweise Yoga, Dehnübungen, Atemübungen, in einem Buch oder in der Zeitung lesen oder vieles mehr.

**(M)ein Morgenritual im Überblick für Sie:**
- Zwischen 6 und 7 Uhr aufstehen
- Limettenwasser mit Salz trinken
- 30 Minuten spazieren gehen und/oder
- 10 bis 20 Minuten meditieren
- 20 Minuten frühstücken und Dankbarkeits-Journal schreiben

Dieses Morgenritual ist eine Investition in mein Wohlergehen und es dauert ca. eine Stunde.

**Was habe ich davon und lohnt es sich?**
Für mich ist diese Zeit extrem wertvoll. Ich bin dadurch den ganzen Tag über:
- gelassener
- kann mich besser und länger konzentrieren

- treffe bessere Entscheidungen
- habe weniger negative Gedanken
- bin resistenter bei negativen Erlebnissen
- sehe öfter die positiven Seiten in meinem Leben
- bin toleranter
- spüre meinen Körper bewusster
- setzte meine Energie gezielter ein
- empfinde mehr Lebensfreude
- bin achtsamer

Zusammenfassend bin ich leistungsfähiger, kreativer und entspannter. Was mich mit tiefer Freude erfüllt. Dies wiederum hilft mir, mich an die Grundsätze des Paleo-Lebensstils zu halten.

Die positive Spirale dreht sich weiter. Das Leben fällt leicht. Ich weiß, auch an Tagen, an denen nicht alles optimal läuft, dass ich auf dem richtigen Weg bin. Ich kann mit allen Situationen im Leben umgehen und habe eine positive Grundeinstellung zu mir, meinem Körper und meinem sozialen Umfeld.

## Ihre Paleo-Mittagspause

Natürlich oder menschlich wäre es, das Mittagsmahl einzunehmen, wenn Sie hungrig sind. Aber das wird wahrscheinlich bei den meisten Menschen im Alltag nicht immer möglich sein. Sie sind vielleicht an die Mittagspause im Betrieb gebunden oder haben Verpflichtungen, die fixe Zeiten für das Mittagessen vorgeben.

**Szenario A:** Sie haben jetzt Mittagspause. Der Hunger ist noch nicht riesig. Sie haben folgende Möglichkeiten:
- nur eine Vorspeise essen
- eine halbe Portion bestellen
- nicht aus Gewohnheit den Teller leer essen (bewusst essen und das Sättigungsgefühl beachten)
- die Reste mitnehmen und später als Snack essen

**Szenario B:** Ist der Hunger riesig, weil Sie lange auf das Mittagessen warten mussten:

- nicht aus dem Brotkorb naschen, bis das Essen serviert wird
- nicht zu hastig essen
- gut kauen, mindestens jeden Bissen 20 Mal
- kein Brot zur Mahlzeit essen
- zusätzlich mehr Gemüse und Salat und gesunde Fette bestellen (Olivenöl und/oder Kräuterbutter)
- macht die Hauptspeise nicht satt, eine Nachspeise (z. B. eine Frucht oder ein, bis zwei Rippen Schokolade mit mindestens 70 % Kakaogehalt genießen)

Idealerweise halten Sie sich vor oder nach dem Essen eine halbe Stunde an der frischen Luft auf, gehen spazieren, ruhen sich aus und genießen die Sonne.

## Ihr Paleo-Abend

Nach einem intensiven Tag ist der Abend zum Entspannen da. Genießen Sie jetzt ein ausgewogenes Abendessen nach den Paleo-Grundsätzen. Mit frischen Zutaten zu kochen, ist ein wichtiger Bestandteil, um Ihren Körper auf das Essen einzustellen: Die Produktion der Magensäfte wird angeregt, um die kommenden Nahrungsmittel zu verdauen.

Hetze, Eile, physischer und mentaler Stress behindern Ihre Verdauung. Legen Sie deshalb nicht nur Wert auf ein ruhiges Essen am Tisch, sondern auch auf einen stressfreien und angenehmen Abend. Wie sieht Ihr perfektes Abendessen aus, damit Sie gut schlafen und sich während der Nacht optimal erholen? Vielleicht so:

- Frisch gekochte natürliche Zutaten verwenden
- Abends ist der richtige Zeitpunkt um stärkehaltige Kohlenhydrate zu essen, außer Sie wollen Körperfett reduzieren, dann ist es besser, auch an den meisten Abenden auf Kohlenhydrate zu verzichten
- Wegen der einfacheren Verdauung abends lieber auf Rohkost verzichten und gekochtes Gemüse wählen

- Portionen entsprechend Ihrem Hunger zusammenstellen
- Wollen Sie sich eine Nachspeise gönnen, ist der Abend der richtige Zeitpunkt

 Abends soll der Tag nicht mit künstlichem Licht verlängert werden. Kerzenlicht ist ideal, damit der Körper sich auf den Schlaf einstellen kann. Sonnenlicht, künstliches Licht und alle elektronischen Geräte dagegen putschen auf und machen Sie hellwach. Das ist keine optimale Vorbereitung, um entspannt und schnell einzuschlafen. Dort wo Sie sich die Stunden vor dem Schlafengehen aufhalten, setzen Sie am besten Kerzenlicht oder Lampen mit kerzenähnlichem Licht (keine Blautöne) ein. Für Computer gibt es Screens (z. B. f.lux.com), die die Blautöne eliminieren.

**Besser sind folgende Beschäftigungen und Rituale am Abend:**
- ein Buch lesen (nicht zu spannend und nichts Beunruhigendes)
- sich unterhalten und vom Tag erzählen (nicht streiten)
- ein Vollbad nehmen
- eine Massage genießen
- Yoga praktizieren
- einen Abendtee trinken (z. B. spezielle Abendtee-Mischungen oder aber Hopfen-, Melissen-, Baldrian-, Kamillentee)
- einen Spaziergang machen
- Tagebuch schreiben
- meditieren
- einem entspannenden Hobby nachgehen (stricken, basteln, malen, musizieren etc.)

**Abends sollten Sie nicht:**
- Kaffee trinken oder andere aufputschende Getränke (z. B. Energydrinks)
- keinen Alkohol trinken, um zu entspannen
- mindestens eine Stunde vor dem Zubettgehen Computer, Tablet oder iPhone aus der Hand legen

- mindestens eine Stunde vor dem Zubettgehen aufhören, fernzusehen
- keinen intensiven Sport treiben

## Meditation

**Eine Art zu meditieren:**

- Legen Sie sich bequem hin. Nicht hinsetzen.
- Sorgen Sie für ausreichend Ruhe. Stellen Sie alle störenden Geräusche wie Telefon, Radio, Klingel etc. ab.
- Legen Sie einen Yogablock oder ein dickes Buch unter Ihre Hüfte, damit Herz und Hirn tiefer liegen als Hüfte.
- Meditieren Sie im Dunkeln oder schließen Sie Ihre Augen
- Geben Sie sich jetzt bewusst dem Meditieren hin (Mindset)

**Wie lange und wie oft?**

Meditieren Sie täglich. Starten Sie mit kurzen Meditationseinheiten und erhöhen Sie nach Bedarf. 10 bis 20 Minuten täglich sind eine gute Basis.

Meditieren für Anfänger: Es kommt nicht darauf an, wie Sie atmen. Fangen Sie an sich selbst zu spüren. Ihr Atem wird sich automatisch beruhigen. Die Schwierigkeit am Meditieren ist, sich die Zeit für sich selbst wirklich zu nehmen! Je häufiger Sie meditieren, desto tiefer werden Ihre Atmung und Entspannung werden.

Als Alternative können Sie eine geführte Meditation ausprobieren. Mehr Informationen dazu bekommen Sie zum Beispiel bei youtube, Stichwort: Geführte Meditation.

## Bewegung, Kraft und Flexibilität: So kombinieren Sie Ihren Paleo-Tag mit Bewegung und dem Paleo-Lebensstil

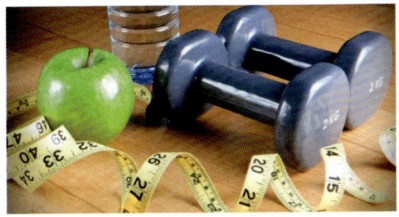

Bewegung ist ein Muss, um gesund und flexibel zu bleiben. Sport ist dazu aber nicht zwingend notwendig, da der Paleo-Lebensstil intensive Tätigkeiten, die den ganzen Körper beanspruchen, beinhaltet. Erst wenn diese Tätigkeiten im Alltag fehlen, ist ein Fitnesstraining im Fitnesscenter, bei Ihnen zu Hause oder in der Natur unumgänglich.

Ein Bauarbeiter bewegt sich den ganzen Tag. Er hebt schwere Bauteile und benutzt dabei alle seine Muskeln am Körper. Er benötigt viel Energie, damit er den ganzen Tag leistungsfähig ist. Die Energie holt sich sein Körper aus der Nahrung und dem erholsamen Schlaf während der Nacht. Bauarbeiter benötigen keinen zusätzlichen Sport, um fit zu bleiben.

Ein Fahrradkurier ist ebenfalls den ganzen Tag in Bewegung. Er braucht jedoch hauptsächlich seine Beinmuskeln. Sein Nacken wird eher steif und Rückenschmerzen könnten auch ein ständiger Begleiter sein. Warum? Er beansprucht seinen Körper nicht ganzheitlich. Diese einseitigen Beanspruchungen sind bei vielen Arbeitstätigkeiten zu sehen. Friseure arbeiten hauptsächlich mit den Armen. Verkäuferinnen stehen oft den ganzen Tag, ohne sich groß zu bewegen.

Mit einem ganzheitlichen Fitnesstraining können Sie einseitige Abnutzungen vermeiden. Ganzheitliches Körpertraining ist wichtig für Menschen, die den ganzen Tag im Büro sitzen. Um die nachteilige und passive Körperhaltung auszugleichen, sind Bewegung und Fitnesstraining ein wesentlicher Faktor.

Auch wenn Sie intensiv Sport treiben, ist ganzheitliches Körpertraining für Sie wichtig. Spielen Sie gerne Tennis, sollten Sie beide Arme ausgewogen trainieren. Das erreichen Sie mit Krafttraining. Als Schwimmer sollten Sie Sprünge trainieren, damit Ihr Körper Schläge absorbieren kann. Das ist wichtig zur Stärkung der Knochen. Denn Ihre Knochen bleiben nur stark, wenn Sie sie beanspruchen. Jeder intensive Sport, der einseitigen Körpereinsatz fordert, profitiert von Krafttraining.

## Sitzen

7,5 Stunden am Tag – So viel Zeit verbringen Erwachsene in Deutschland im Sitzen. Die Folgen für die Gesundheit sind massiv.[5] Das lange Sitzen gilt inzwischen als Risikofaktor für die Gesundheit – und als ähnlich gefährlich wie das Rauchen.
Sitzen schadet nicht nur dem Rücken. Es hat einen negativen Einfluss auf den gesamten Bewegungsapparat. Langes Sitzen ist auch gefährlich für das Herz, den Kreislauf und den Insulinstoffwechsel. Es kann zu Diabetes führen und das Krebsrisiko erhöhen.

Menschen, die viel sitzen, erkranken öfter an Darmkrebs, Gebärmutterkrebs und Lungenkrebs, das hat eine Studie[6] der Universität Regensburg herausgefunden. Dabei war egal, ob die Menschen nach dem Sitzen noch etwas Sport trieben.

Das Blut fließt langsamer oder staut sich, wenn man sitzt, der Sauerstoffgehalt sinkt, der Stoffwechsel in den Zellen kommt zum Erliegen, unbenutzte Muskeln werden schlapp. Für die Körperzellen ist es wichtig, dass Menschen in Bewegung bleiben. Es muss nicht viel Bewegung sein. Selbst im Stehen ist der Körper schon aktiver als im Sitzen.

**Dauersitzen lässt sich nicht mit Sport kompensieren**
Körperliche Aktivitäten am Abend oder Wochenende genügen nicht, um den Schaden vom Dauersitzen auszugleichen. Auch eine Stunde Joggen nach einem Tag sitzend im Büro genügt nicht. Es hilft nur, so oft wie möglich aus dem Stuhl oder von der Couch zu kommen, ein paar Schritte zu gehen oder mal die Treppe anstatt

den Fahrstuhl zu nehmen. Dauersitzen lasse sich nicht vollständig durch Sport kompensieren, sagt auch Professor Gerhard Huber vom Institut für Sport und Sportwissenschaft der Universität Heidelberg. Nach seinen Worten steigt das Gesundheitsrisiko ab acht Stunden Sitzen pro Tag deutlich an.

Die Weltgesundheitsorganisation (WHO) empfiehlt für Erwachsene pro Woche mindestens 150 Minuten moderate oder 75 Minuten intensive körperliche Arbeit.

**Optimales Fitnesstraining**
Diese Reihenfolge zeigt Ihnen, wie Ihr perfektes Trainingsprogramm nach Paleo aussehen sollte:

1. **Beweglichkeit**
   a. Gewebe mobilisieren
   b. Statisch und dynamisch dehnen
2. **Kraft**
   a. Kurz und intensiv
   b. Korrekte Ausführung der Übung
   c. Mit möglichst viel Gewicht
   d. Regelmäßig mindestens zweimal pro Woche trainieren
3. **Herz-/Kreislauf**
   a. Hoch-Intensives-Intervall-Training (HIIT)
   b. Regelmäßig mindestens zweimal pro Woche HIIT-Training
   c. Keine langen Einheiten auf mittlerem Intensitätsniveau (lesen Sie dazu mehr unter chronischen Stress auf Seite 104)
4. **Koordination**
   a. Gleichgewichtsübungen (z. B. auf einem Strich, Balken oder Seil gehen)
   b. Geschicklichkeitsübungen (z. B. jonglieren)

## Wie intensiv sollten Sie trainieren?

Ihre Traingsintensität hängt von Ihrem aktuellen Fitness- und Gesundheitszustand ab. Ein HIIT (Hoch-Intensives-Intervall-Training) kann am Anfang aus schnellem und langsamem Gehen bestehen. Sind Sie fit und gehen regelmäßig joggen, können Sie Sprints in Ihr Jogging-Programm integrieren.

Haben Sie lange keinen Sport mehr ausgeübt, fangen Sie mit einem erfahrenen Trainer an. Machen Sie einen Einführungs-Test und lassen Sie sich ein Programm zusammenstellen. Suchen Sie nach einem Trainer, der Erfahrung in funktionellem Training hat. Funktionell bedeutet Bewegungen ausführen, die genauso in Ihrem Alltag benötigt werden, wie zum Beispiel Gewicht vom Boden aufheben, Gewicht herumtragen, in die Knie gehen (Kniebeugen), Rotationen und Drehungen etc. Im Internet können Sie die Suche auf Ihre Region eingrenzen und einen Trainer in Ihrer Nähe finden. Vermeiden Sie übermäßigen Ehrgeiz. Das kann sich schnell kontraproduktiv auswirken. Sie könnten sich verletzen oder schnell die Lust an der Bewegung verlieren. Starten Sie lieber mit kurzen Trainingseinheiten von 10 bis 15 Minuten und überlegt in eine Aktivität, die Sie gerne ausüben. Dann steigern Sie sich und intensivieren das Training.

## Muskeln + Krafttraining = Gesundheit und langes Leben

Kraft ist der Schlüsselfaktor für ein langes Leben und gute Gesundheit. Krafttraining ist daher das wichtigste Kriterium im gesamten Fitnesstraining. Dem graduellen Muskelverlust im Alter können Sie aber durchaus entgegenwirken. Denn es ist tatsächlich so, dass wir mit dem Alter physisch schwächer werden. Die meisten Menschen sind am kräftigsten im Alter zwischen 20 und 30 Jahren. Ab ca. 30 Jahren nimmt die Kraft nach und nach ab. Aber: Es gibt Ausnahmen und dabei handelt es sich meist um Menschen mit einer etwas anderen Genetik oder Menschen, die später im Leben mit Krafttraining beginnen.

Wenn Ihre Muskelkraft nachlässt, folgen die negativen Konsequenzen automatisch und die können wie folgt aussehen:

- Vermehrte Müdigkeit
- Weniger Lust sich zu bewegen
- Gehgeschwindigkeit lässt nach
- Ungewünschter Gewichtsverlust durch Muskelabbau
- eingeschränkte Beweglichkeit
- Schwierigkeiten aufzustehen (vom Stuhl oder vom Bett, bei Stürzen etc.)

Gerontologen geben den Mitochondrien – den Kraftmaschinen in unseren Zellen – die Schuld. Beim Altern fangen die Mitochondrien an zu degradieren. Daraus resultieren schwächere Zellen und Muskelfasern. Sie spüren das als verminderte Ausdauer, weniger Kraft und eingeschränkte Funktionalität des Bewegungsapparats. Außerdem nimmt im Laufe der Jahre die Testosteron-Produktion ab. Als Folge zeigen sich Muskel- und Knochenabbau.

## Mitochondrien[106]

Um zu überleben, braucht der menschliche Körper Energie. Diese wird aus der Nahrung gewonnen und gelangt dann über das Blut in die Zellen. Um dort genutzt oder gespeichert werden zu können, muss sie jedoch erst „verbrannt" werden – ähnlich wie Benzin in einem Motor. Das ist Aufgabe der Mitochondrien, die deshalb auch als Kraftwerke des Körpers bezeichnet werden.

### Muskelkraft und Lebenserwartung

Die Konsequenzen aus den mangelnder Bewegung sehen zusammengefasst folgendermaßen aus:

- Muskelschwäche, die mit dauerhaftem Verlust von Lebensqualität verbunden ist
- Muskelschwäche, die Ihre Lebenserwartung verkürzt

Forschungen belegen dies eindrücklich. Das bedeutet für Sie, Ihre Muskeln regelmäßig zu trainieren. So können Sie dem Abbau der Leistungsfähigkeit gut vorbeugen.

## Verjüngen Sie sich durch Krafttraining und Fitnesstraining

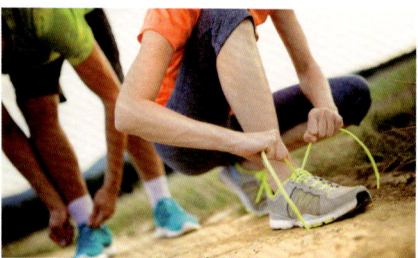

Krafttraining (und funktionelles Training generell) bieten Ihnen unzählige positive Effekte für eine physische, kognitive und emotionale Gesundheit. Krafttraining kann Ihr Leben sogar um sechs bis sieben Jahre[9] verlängern – wahrscheinlich sind es noch einige Jahre mehr. Je früher Sie mit Krafttraining beginnen, desto besser. Nicht jedes Fitnesstraining ist für Sie gleich wirkungsvoll, aber es hilft Ihrem Körper sich zu regenerieren. Es erhält Ihre Muskelmasse, Kraft und Mobilität. Dies wiederum reduziert Ihr Risiko für Verletzungen und schiebt altersbedingte Gesundheitsbeschwerden auf. Noch eindrücklicher ist der Einfluss von Krafttraining auf die kognitive Degenerierung, das bedeutet: Gewichtheben verlangsamt zum Beispiel den Gedächtnisverlust.[10]

### Krafttraining als Jungbrunnen

Krafttraining (Gewichte heben, stoßen, drücken etc.) in Kombination mit Hoch-Intensiven-Intervall-Training sind der Schlüssel zum Jungbrunnen. Und, es ist nie zu spät, damit zu beginnen!

Frauen brauchen übrigens keine Angst zu haben, zum Muskelprotz zu mutieren. Sie haben viel zu wenig Hormon Testosteron, um riesige Muskelberge aufzubauen. Für Frauen ist es deshalb noch viel wichtiger, regelmäßig Krafttraining mit Gewichten zu machen, weil sie anfälliger für Osteoporose sind. Frauen erleiden zudem häufiger Knochenbrüche, die auf Osteoporose zurückzuführen sind, da es während der Menopause zu einem plötzlichen Abfall des Östrogenspiegels kommt, der den Knochenabbau beschleunigt.

Allerdings verlieren Männer ab einem Alter von ca. 65 Jahren genauso viel Knochenmasse wie Frauen. Mit 75 Jahren haben beide Geschlechter ein gleich hohes Risiko, an Osteoporose zu erkranken.[12] Krafttraining ist für jedes Alter ein Gesundheits- und Verjüngungsförderer. Ganz besonders im Alter ist Krafttraining nicht zu vernachlässigen. Ältere Menschen können mit Krafttraining ihre Unabhängigkeit und Lebensqualität massiv steigern. Haben Sie bis jetzt kein Krafttraining gemacht, beginnen Sie damit! Die Erfolge werden sich schon bald einstellen. Egal, wie alt Sie sind und wann Sie damit beginnen.[13]

Krafttraining stimuliert in jedem Alter die Produktion des Wachstumshormons (HGH/Somatropin) und Testosteron.[14] Durch das Krafttraining verbessern Sie Ihre Blutfettwerte, kognitive Leistungsfähigkeit und es wirkt gegen Depressionen. Häufig sind Ärzte und Pflegepersonal sehr zurückhaltend ihren älteren Patienten etwas anstrengendere Bewegung zu empfehlen. Meistens raten sie zu Spaziergängen oder Schwimmen. Das ist nicht genug. Selbstverständlich sollten ältere Personen nicht über ihre körperliche Grenze gehen, doch die meisten Seniorinnen und Senioren können mehr leisten, als nur langsam gehen oder schwimmen.

## Krafttraining im Alter

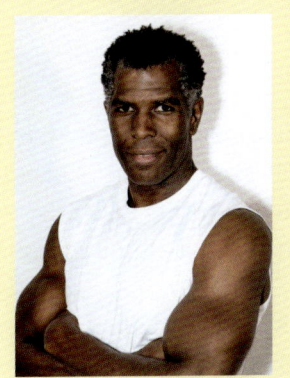

Dave Dollé, Fitnessexperte, betreut mehrere Personen, die weit über 80 Jahre alt sind. Am Anfang kann es sein, dass sie sich „nur" flach auf den Boden legen und wieder aufstehen müssen. Das ist schon eine Aufgabe, die so manchen an körperliche Grenzen bringt. Warum?

Weil sie nicht ausreichend flexibel sind, weil sie nicht genug Kraft haben und weil sie nicht üben. Mit regelmäßigem Training ist jeder in der Lage, diese Übungen mehrmals zu wiederholen. Auch Kniebeugen mit Zusatzgewichten sind dann kein Problem mehr. Vor allem bringt es Freude, im Alltag die neuen (wieder zurückgewonnenen) Fähigkeiten zu nutzen. Es fällt leichter, von Bett und Stuhl aufzustehen, die Treppe wieder lockerer hochzugehen oder längere Spaziergänge zu unternehmen.

## Dave Dollés Tipps:

**Männer aufgepasst:**

- Sie haben vor 20 Jahren mit Gewichten trainiert und sind überzeugt, dass Sie jetzt dort weitermachen können, wo Sie aufgehört haben? FALSCH! Zuerst an der Technik arbeiten und diese von einem Trainer überprüfen lassen, dann Gewichte entsprechend Ihrer aktuellen Situation steigern.
- Unsaubere Technik beim Krafttraining mit großen Gewichten kann zu Rückenschäden führen.
- Nicht zu euphorisch sein und täglich an die körperliche Grenze gehen. Das bedeutet: Genügend Erholungszeit zwischen den einzelnen Trainingseinheiten einplanen und Muskelkater nicht ignorieren, sondern auskurieren.
- An den Erholungstagen mindestens 10.000 Schritte gehen
- Regelmäßiges Dehnen und Arbeit an den Faszien, sind die Grundlage, um flexibel zu bleiben.

**Frauen aufgepasst:**

- Yoga, Pilates und Aqua-Aerobic sind gut und passen wunderbar in ein holistisches, also ganzheitliches Körpertraining – Aber Krafttraining mit Gewichten ist für Ihre Gesundheit wichtiger!
- Mit einem Trainer oder einer Trainerin die Technik sauber erlernen.
- Können Sie die Technik, dann Gewichte steigern – keine Angst vor Muskeln, im Gegenteil, je mehr desto besser.
- Es ist überhaupt nicht schlimm, wenn Sie am nächsten Tag einen leichten Muskelkater haben. Die kleinen Mikro-Läsionen heilen schnell und stärken Ihre Muskelzellen.
- Krafttraining macht Sie aufrechter, selbstbewusster und stärker.

- Krafttraining macht Spaß, weil Sie in jedem Training Fortschritte machen und rasch Ergebnisse sehen – vorausgesetzt Sie machen es richtig. Daher lieber Zeit und Geld in einen guten Trainer investieren und effektiver sowie effizienter trainieren.
- Täglich 10 Minuten mit einer speziellen Faszien-Rolle, die Sie in jedem Sportgeschäft erwerben können, an den Faszien arbeiten und dehnen.

### Halten Sie mit Flexibilität[14] und Mobilität Ihre Gelenke gesund

Das Wichtigste in Kürze: Flexibilität und damit Mobilität hält Ihre Gelenke gesund. So wie Ihre Knochen und Muskeln physische Stimulanz benötigen, um sich zu regenerieren und stärker zu werden, müssen Ihre Gelenke regelmäßig gebraucht werden, um gesund und einsatzfähig zu bleiben. Schonen ist keine Prävention – im Gegenteil.

Stellen Sie sich vor, Ihre Gelenke sind wie die Scharniere an der Tür. Wird die Tür nie geöffnet und nie geölt, wird sie früher oder später anfangen zu rosten, krächzen und sich irgendwann nicht mehr öffnen lassen. Dasselbe passiert uns Menschen, wenn wir den ganzen Tag sitzen und uns kaum mehr bewegen. Irgendwann funktionieren unsere Gelenke nicht mehr. Sie schmerzen, wenn wir uns bewegen wollen. Und dann vermeiden wir erst recht, uns zu bewegen.

## Ihr Motto lautet: Stehen, gehen und liegen – aber nicht sitzen!

Sitzen ist aus zwei Gründen schlecht für Ihre Hüfte: Es schwächt Ihren Gesäßmuskel und verkürzt den Hüftflexor. Beide, Gesäßmuskeln und Hüftflexor, spielen aber eine wichtige Rolle für die Beweglichkeit Ihrer Hüften. Wenn diese beiden schwach oder gar nicht aktiv sind, übernimmt Ihr unterer Rücken die Aufgabe der beiden anderen Muskeln. Der untere Rücken wiederum – also Ihre Lendenwirbelsäule – ist aber zur Unterstützung und Stabilisierung Ihres Rückens vorgesehen. Der

Gesäßmuskel wurde von der Natur als starker Muskel geschaffen. Er entwickelt viel Kraft und ist sehr robust. Wenn nun die Gesäßmuskeln nicht mehr eingesetzt werden und andere Muskeln, wie zum Beispiel die Lendenwirbelsäule, die Arbeit übernehmen, kommt es im ganzen Körper zu Kompensationen und unnatürlichen Anpassungen. Knie oder Rücken beginnen zu schmerzen, weil sie falsch belastet werden.

Dadurch beginnen Sie, den Schmerzen auszuweichen, wodurch Ihr Gang beeinträchtigt wird. Im schlimmsten Fall beginnen Sie zu hinken oder gewöhnen sich eine schiefe Haltung an. Häufig wird in diesem Moment nicht an der Hüftmobilität gearbeitet, sondern es wird an Knie und unterem Rücken behandelt. Sie salben und nehmen Schmerztabletten, bekämpfen die Symptome, aber leider nicht die Ursache.

Neben Fitnesstraining und Krafttraining existieren einige weitere wichtige Faktoren, die elementar zu einem gesunden und entspannten Leben beitragen. Dazu zählen:

## Stress

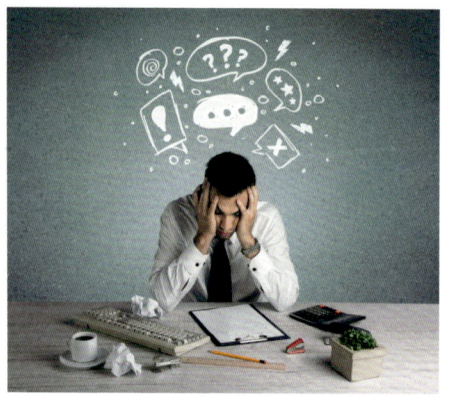

Stress ist die Reaktion biologischer Systeme auf bestimmte Belastungen. Zunächst war der Begriff „Stress" ein neutraler Ausdruck. Später wurde dieser Begriff von Hans Selye, österreichisch-kanadischer Forscher, unterschieden in negativen Stress, **Distress**, und positiven Stress, den **Eustress**. Als Distress benannte er alle negativen Belastungen, die auf den Menschen unangenehm, bedrohlich und überfordernd wirken. Als Eustress bezeichnete er alle positiven Stressfaktoren, die als angenehm und erfreulich empfunden werden. Generell ist die Stressreaktion des Körpers nicht schädlich. Ursprünglich war sie dazu da, um in schwierigen Situationen mehr zu leisten. Akuter Stress fördert sogar die Leistungsfähigkeit. Sobald die stressige Situation vorbei ist, entspannen sich Geist und Körper wieder. Sie nehmen davon keinen gesundheitlichen Schaden.

**Anders verhält es sich beim chronischen Stress.** Wenn Sie dauernd auf Höchstleistung sind, wirkt sich das langfristig negativ auf Ihre Gesundheit aus:

- Beim Dauerstress ist der Parasympathikus dauernd erregt. Dies ist ein Teil des vegetativen (automatisch ablaufenden) Nervensystems -> begünstigt Herz-Kreislauf-Erkrankungen
- Erhöhter Zuckerspiegel -> fördert Leber- und andere Organerkrankungen
- Schlechte Blutfettwerte -> erhöhtes Schlaganfallrisiko
- Verminderte Darmtätigkeit -> Ursache von Magen-Darmerkrankungen
- Erhöhter Muskeltonus, Verspannungen -> fördert Haltungs- und Gelenkschäden, Spannungskopfschmerzen
- Chronische Belastung, mental und physisch -> Immunsystem wird anfällig

**Sie haben durch Stressbewältigung[17] vier Ansätze, um chronischen Stress in Ihrem Leben zu reduzieren:**
- Zeitmanagement:
  - Arbeit in passende Zeitintervalle legen
  - Prioritäten festlegen
  - Aufgaben delegieren
  - Not-to-do-Liste erstellen und alles weglassen, was nicht zwingend ist
- Reizmanagement: Störreize identifizieren, reduzieren oder versuchen zu kanalisieren
- Erregungsmanagement: vegetative Reaktion auf Stressoren, also die Stress-Verursacher, zu vermindern, zum Beispiel durch Sport oder Meditation

■ Belästigungsmanagement: persönliche subjektive Bewertung von Stressoren ändern. Nach Albert Ellis[18] wird eine Situation erst dann zu einem Stressauslöser, wenn sie entsprechend bewertet wird. Daher kann eine Umwertung der Situation (positives Denken) zu einer Verminderung der Stresssituation führen.

## Not-to-do

Viele Dinge könnten Sie ersatzlos streichen. Sie sind nicht notwendig. Möglicherweise machen Sie sie aus Gewohnheit oder sozialem Druck. Nehmen Sie sich ein paar Minuten Zeit und überlegen Sie, was Sie alles ersatzlos streichen können.

## Einige meiner persönlichen Beispiele:

■ Ich bügle nicht mehr
  – Hemden und Blusen gebe ich in die Reinigung
  – Beim Kleiderkauf achte ich auf Materialien, die ich nicht bügeln muss
  – Es ist mir egal, wenn meine Unterwäsche nicht gebügelt ist
  – Es ist mir egal, wenn meine Bettwäsche nicht gebügelt ist
■ Zeitungen und Magazine lese ich nur noch online
  – Kein Altpapier mehr zum Entsorgen
  – Weniger Unordnung
■ Menschen, die mich belasten, nicht mehr treffen oder sehr viel weniger sehen
■ Alles online bestellen, was möglich ist, um stressige Einkaufsfahrten zu vermeiden
■ Alle Dinge, die ich seit mehreren Jahren nicht mehr gebraucht habe, verkaufe, verschenke oder entsorge ich - > erleichtert und macht Ordnung halten einfacher
■ Aufgaben zusammenfassen: Nur einmal pro Tag Mails beantworten, nur einmal pro Woche auf die Post gehen, nur einmal pro Monat Zahlungen erledigen

Überprüfen Sie regelmäßig die Not-do-do-Liste neu. Sie werden mit der Zeit ein Spezialist darin und finden immer wieder Abläufe, die Sie optimieren können. Und Sie werden mit der Zeit richtig Spaß daran haben. Sie spüren, wie Sie sich das Leben erleichtern und mehr Zeit haben für wirklich wichtige Dinge, wie etwa Freunde oder Hobbys.

## Faktor Spaß – Lachen hält Sie gesund!

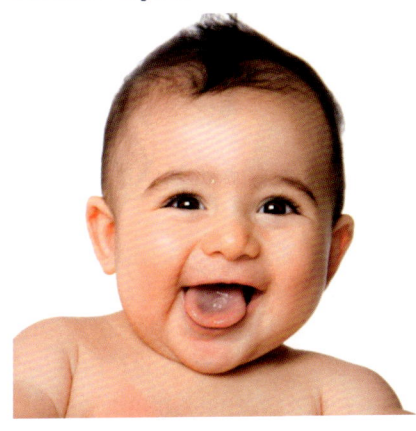

Spaß ist eine individuelle Angelegenheit. Was bringt Sie zum Lachen? Vielleicht ein lustiger Film, ein geselliger Abend mit Freunden, ein schöner und ausgefüllter Spieletag mit der ganzen Familie. Spaß und Spiel sind wichtige Entspannungsmöglichkeiten für Ihren Geist und Körper. Lachen entspannt, steckt an und macht glücklich.

**Einige Tipps, um noch mehr zu lachen:**
- Bilder aufhängen, die lustige Erinnerungen wecken
- Heitere Internet-Videos anschauen
- Witze oder witzige Redewendungen im Internet suchen
- Lustige Geschichten lesen oder ausdenken
- Mit einem Lächeln herumlaufen und Menschen dieses Lachen schenken
- Kindern zuschauen oder mit ihnen spielen – Kinder lachen viel mehr als Erwachsene – und stecken damit zum Lachen an

## Faktor Erholung und Schlaf – Ruhe für Ihren Körper!

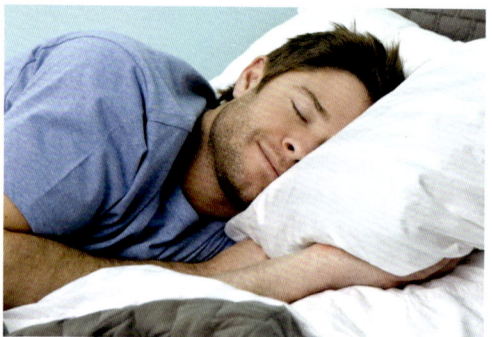

Regelmäßig genügend schlafen – die positive Wirkung wird unterschätzt. Nicht nur die Anzahl Stunden, die Sie schlafen sind entscheidend. Vor allem die Schlafqualität braucht der Körper, um sich optimal zu regenerieren.

**Folgen von zu wenig regelmäßig qualitativ gutem Schlaf:**

1. Beim Schlafen werden neue Informationen ins Gedächtnis übertragen.
2. Wer regelmäßig zu wenig schläft, riskiert übergewichtig zu werden. Die Hormone, die den Appetit regeln werden gestört.
3. Erholen Sie sich während der Nacht zu wenig, erhöht sich die Tagesmüdigkeit. Dies kann zu Sekundenschlaf führen und z. B. beim Autofahren zu gefährlichen Situationen führen.
4. Stimmungsschwankungen, Reizbarkeit und weniger lange Phasen der Konzentration sind  weitere Folgen von zu wenig Schlaf.
5. Ernsthafte Schlafstörungen können den Blutdruck und Stresshormon-Spiegel erhöhen und Herzrhythmusstörungen auslösen.
6. Das Immunsystem wird beeinträchtigt. Vor allem die Aktivität der natürlichen Killerzellen nimmt ab.

## Faktor Soziales Umfeld – Pflegen Sie die Beziehungen zu Menschen!

Menschen sind keine Einzelgänger. Sie brauchen den Kontakt und das Vertrauen von anderen Menschen. Wir fühlen uns wohler in Gruppen von Menschen, denen wir vertrauen. Die Interaktionen können auf unterschiedliche Weise erfolgen. Ausschließlich digitale Kontakte erfüllen die Bedürfnisse langfristig nicht.

Wir müssen uns spüren und fühlen. Das sehen wir schon bei den Kindern. Sie müssen Nähe und Liebe spüren, um selbstbewusste und mental starke Erwachsene zu werden.

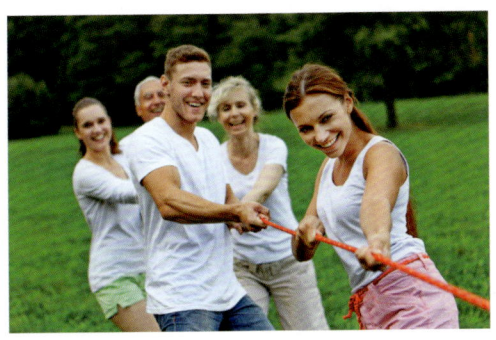

Starke vertrauensvolle Beziehungen tragen uns durch schwierige Zeiten. Damit solche vertrauensvollen Beziehungen wachsen können, braucht es Zeit. Nehmen Sie sich bewusst Zeit und stärken Sie die Beziehung. Widmen Sie Ihre Zeit öfter Ihren Freunden und Familienmitgliedern. Unternehmen Sie zusammen etwas. Gehen Sie gemeinsam zum Essen, ins Kino oder unternehmen Sie einen Wochenendausflug zusammen.

Fühlen Sie sich alleine und einsam? Es gibt viele Möglichkeiten in soziale Kontakte mit anderen Menschen zu treten. Setzen Sie sich für ein Hilfswerk ein. Helfen Sie anderen Menschen. Sie werden viel Dankbarkeit und schöne Erfahrungen zurückbekommen. Gehen Sie in einen Kurs und lernen Sie etwas Neues. Dort treffen Sie Menschen mit gleichen Interessen. Auch wenn es am Anfang schwierig ist, machen Sie den ersten Schritt und öffnen Sie sich.

Denn: Ohne soziales Umfeld fühlt sich der Mensch nicht wohl. Beziehungen sind deshalb ein wichtiger Teil für Ihre seelische und geistige Gesundheit.

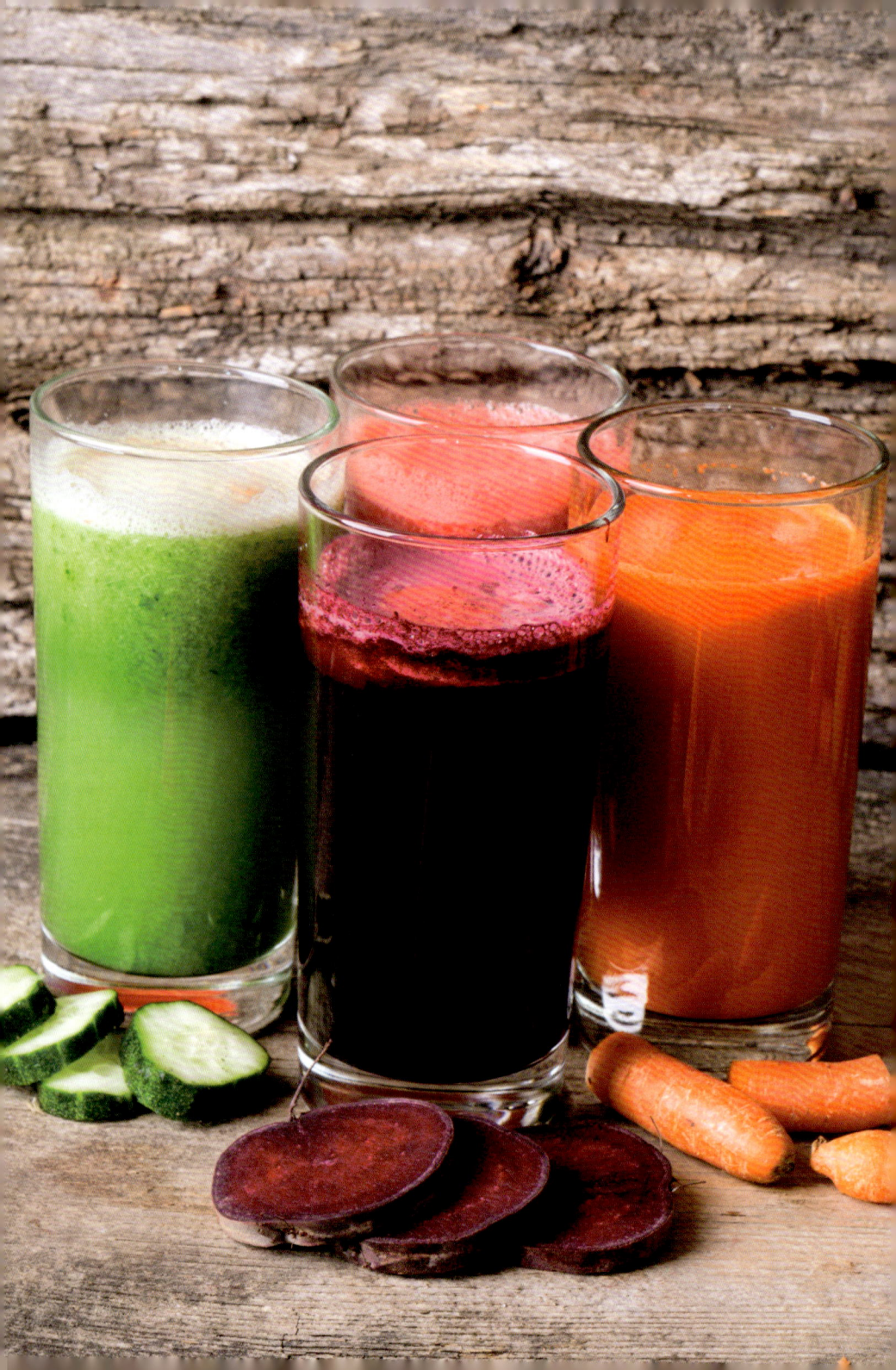

# Diese Krankheitsbilder können Sie mit Paleo-Ernährung vermeiden, mildern und sogar rückgängig machen!

 Die folgenden Informationen sind kein Ersatz für eine Konsultation beim Arzt oder Einnahme von verschriebenen Medikamenten. Ist ihr Arzt nicht bereit, über die Maßnahmen, die Sie in diesem Buch lesen, zu sprechen, unbedingt eine Zweitmeinung von einem Umweltarzt einholen. Eine Liste mit Umweltärzten finden Sie im Anhang auf Seite 183.

### Schließen Sie Zivilisationskrankheiten mit Paleo aus

Es sind die Zivilisationskrankheiten, die Sie mit dem Paleo-Lebensstil und der Paleo-Ernährung vermeiden, mildern oder heilen können. Lassen Sie das Wort wirken: Zivilisationskrankheiten. Krankheiten, die erst seit die Menschen zivilisiert wurden, auftreten. Krankheiten, die wir der modernen Zivilisation verdanken. Krankheiten, an denen wir aufgrund unseres heutigen Lebensstils und der industriellen Ernährungsproduktion leiden.

### Metabolisches Syndrom – Die Symptome[20]

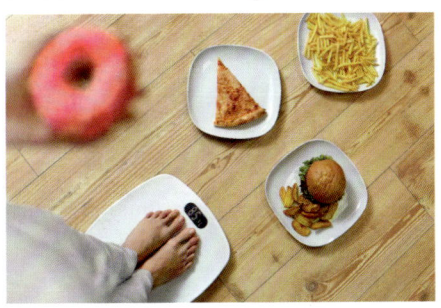 Eine ganz besonders fatale Gruppe der Zivilisationskrankheiten sind die vier Krankheiten („the deadly quartett" / „das tödliche Quartett"), die unter dem Begriff „Metabolisches Syndrom" zusammengefasst werden. Zu diesen vier zählen:

1. Übergewicht/Adipositas
2. Fettstoffwechselstörung und gestörter Cholesterinhaushalt
3. Bluthochdruck (arterielle Hypertonie)
4. Diabetes mellitus – Krankhaft erhöhter Blutzuckerspiegel durch zu geringe Insulinwirkung

In Deutschland erkrankt nach Expertenschätzungen jeder vierte Mensch im Laufe seines Lebens an einem Metabolischen Syndrom. Dadurch kann sich das Risiko für einen Herzinfarkt oder Schlaganfall nahezu verdoppeln.

Außerdem ist es fünfmal wahrscheinlicher, dass ein Patient mit Metabolischem Syndrom eine Zuckerkrankheit (Diabetes mellitus Typ 2) entwickelt, wenn er nicht aktiv gegen diese Risikofaktoren vorgeht. Gerade in der westlichen Welt stellt das Metabolische Syndrom ein erhebliches Problem dar, da es große Gesundheitsrisiken vereint und hohe Kosten im Gesundheitssystem verursacht.

## 1. Übergewicht/Adipositas[24]

Adipositas ist definiert als eine über das Normalmaß hinausgehende Vermehrung des Körperfetts. Berechnungsgrundlage für Ihre Gewichtsklassifikation ist der Körpermassenindex, der sogenannte Body Mass Index (BMI). Die Symptome des Metabolischen Syndroms verursachen leider keine Schmerzen. Oft stößt der Arzt zufällig bei einer Vorsorgeuntersuchung auf Erkrankungen. Deutlich sichtbar ist das beim Übergewicht oder Adipositas. Vor allem die Fettpolster um den Bauch gefährden die Gesundheit. Bereits ab einem Bauchumfang von 80 Zentimeter bei der Frau und 90 Zentimeter beim Mann spricht die Internationale Diabetesgesellschaft von einer stammbetonten Fettsucht. Das wichtigste Merkmal für ein Metabolisches Syndrom.

Es ist möglich mit einem natürlichen, „menschengerechten" Lebensstil und unverarbeiteten Nahrungsmitteln bis ins hohe Alter gesund zu leben. Wissenschaftlich konnte nachgewiesen werden, dass der Paleo-

Lebensstil und die Paleo-Ernährung die Ursachen des Metabolischen Syndroms heilen können. Und es gibt wissenschaftliche Beweise, dass Paleo gesund ist. Im Anhang finden Sie eine Liste mit chronologisch aufgeführten Studien seit 1984 und entsprechende Zusammenfassungen.[22] [23]

## BMI

**Berechnung des Body Mass Index (BMI)**
Der BMI ist der Quotient aus Gewicht und Körpergröße zum Quadrat (kg/m$^2$), zum Beispiel: Der BMI eines 1,85 m großen Mannes mit 95 kg beträgt 27,8 kg/m$^2$.

Berechnung:

$$\frac{95 \text{ kg}}{1{,}85 \times 1{,}85 \text{ m}^2} = 27{,}8$$

Ab einem BMI Wert von 25,0 spricht man von Übergewicht. Es ist definiert als BMI $\geq$ 25 kg/m$^2$ und Adipositas als BMI $\geq$ 30 kg/m$^2$ (siehe Tabelle).[25]

Gewichtsklassifikation bei Erwachsenen anhand des BMI (nach WHO, 2000) Kategorie BMI Risiko für Begleiterkrankungen des Übergewichts

| Kategorie | BMI | Risiko für Begleiterkrankungen |
|---|---|---|
| Untergewicht | < 18,5 | niedrig |
| Normalgewicht | 18,5 – 24,9 | durchschnittlich |
| Übergewicht | $\geq$ 25.0 | |
| Präadipositas | 25 – 29,9 | gering erhöht |
| Adipositas Grad I | 30 – 34,9 | erhöht |
| Adipositas Grad II | 35 – 39,9 | hoch |
| Adipositas Grad III | $\geq$ 40 | sehr hoch |

Ihr Fettverteilungsmuster bestimmt Ihr metabolisches und kardiovaskuläres Gesundheitsrisiko. Die viszerale Fettmasse, also das Bauchfett, erhöht deutlich Ihre Risikofaktoren und Komplikationen von Herzkrankheiten.[26] Ihr Bauchfett messen Sie am Taillenumfang.[27] Bei einem Taillenumfang von $\geq$ 88 cm bei Frauen und $\geq$ 102 cm bei Männern liegt eine krankhafte Neigung zu Fettsucht (abdominale Adipositas) vor.

**Worin liegt die Ursache?**
Gemäß dem in Zürich ansässigen Kompetenzzentrum für Adipositas und Stoffwechselkrankheit ist Übergewicht (BMI $\geq$25) die häufigste Krankheit der westlichen Welt. Vierzig bis achtzig Prozent der Bewohner westlicher Staaten sind davon betroffen. Massives Übergewicht beeinträchtigt die Gesundheit der Betroffenen und führt langfristig zu einer dramatischen Einschränkung des Wohlbefindens und der Lebensqualität.

Wie kommt es überhaupt zu übergewichtigen Menschen? Lautet die mögliche Formel möglicherweise:

**Moderner Lebensstil + Vererbung (genetische Prädisposition) =
Übergewicht (Adipositas)**

Ist das tatsächlich die Erklärungsformel? Dr. Chris Kressers[30], amerikanischer Paleo-Spezialist und Autor, erklärt es einleuchtend: Der moderne Lebensstil kombiniert mit falscher Ernährung, zum Beispiel industriell hergestellten Lebensmitteln, künstlichen Zusatzstoffen, Getreide (speziell die raffinierten Mehle), übermäßig viel Fruktose, industriell hergestellten Pflanzenölen, Umweltgiften, Bewegungsmangel, Stress, chronischen Entzündungen und einer geschädigten Darmflora lässt den menschlichen Körper krankhaft dick werden und das Körperfett wachsen.

## Körperfett

**Körperfett sendet Signale**[31]
Körperfett verhält sich wie ein Organ. Es produziert Hormone, die helfen, das Körpergewicht, den Stoffwechsel (Metabolismus) und Entzündungen zu kontrollieren.

Es sitzt nicht einfach an Bauch und Hüfte. Körperfett ist aktiv und je mehr davon vorhanden ist, desto mehr schlechte Prozesse werden in Gang gesetzt:

- Körperfett setzt das Hormon Leptin frei. Leptin signalisiert „ich bin satt". Je mehr Körperfett Sie haben, desto mehr Leptin wird freigesetzt. Je mehr Leptin im Umlauf ist, desto weniger essen Sie, weil Sie sich satt fühlen. Das ist ein Modus des Körpers, um mit der Energie umzugehen und das Körpergewicht zu regulieren.

Dieses System funktioniert nur bis zu einem gewissen Punkt. Übermäßige Mengen an Leptin machen die Leptin-Rezeptoren resistent. Das Signal wird vom Körper nicht mehr wahrgenommen. Unbändiger und unstillbarer Hunger ist die Folge. Sie essen ohne satt zu werden, es wird noch mehr Körperfett gespeichert.

- Körperfett löst Adiponectin aus. Das ist ein entzündungshemmendes Hormon. Es hilft Körperfett zu verbrennen (in Energie umzuwandeln). Leider funktioniert hier der Grundsatz „je mehr Körperfett desto mehr Adiponectin" nicht. Das Gegenteil ist der Fall: Übergewichtige Personen haben weniger von diesem entzündungshemmenden Hormon und sind anfälliger für Krankheiten.
- Körperfett setzt Resistin frei. Ein Hormon, das die Insulin-Resistenz erhöht.
- Körperfett setzt entzündungsfördernde Zytokine frei. Auch sie erhöhen die Insulin-Resistenz und die weitere Einlagerung von Körperfett.

**So können Sie sich vor Übergewicht schützen**

Je weniger Körperfett Sie haben, desto besser. Aber das ist einfacher gesagt als getan. Denn nur weniger essen und mehr bewegen, ist nicht die Lösung. Versuchen Sie langfristig mit den folgenden Maßnahmen Ihren Ernährungs- und Lebensstil zu ändern. Nur dann erzielen Sie eine Gewichtsreduktion und sind langfristig zufrieden.

**Versuchen Sie diese Elemente in Ihr Leben zu integrieren:**

- Ernährung umstellen (siehe Paleo-Grundsätze Seite 27)
- Nicht hungern, sondern regelmäßig 3 Hauptmahlzeiten essen (Frühstück NICHT ausfallen lassen) und bei Hunger zwischendurch Paleo-Snacks essen
- Viel Wasser. Bis zu 3 Liter täglich an stillem Wasser oder Kräutertees trinken
- Regelmäßige Bewegung in den Alltag integrieren, zum Beispiel indem Sie täglich mindestens 10.000 Schritte gehen
- Krafttraining zusammen mit Fitnesstrainer starten, damit Sie sich nicht verletzen oder überanstrengen
- Blutwerte regelmäßig überprüfen und mögliche Nährstoffmängel unbedingt beheben. Am effizientesten geht dies mit den entsprechenden Mengen von Mikronährstoff Supplementen, welche Ihnen der Arzt oder Nährstoffexperte anhand der Blutanalyse verschreibt.
- Eventuell ärztliche oder therapeutische Hilfe in Anspruch nehmen
- Regelmäßig ausreichend schlafen
- Chronischen Stress reduzieren
- Entspannungs-Methoden erlernen und praktizieren, zum Beispiel durch Meditation, Yoga, musizieren, malen, singen etc.
- Einer Gruppe anschließen, die ebenfalls gesund abnehmen will. Dadurch erhalten Sie Motivation und gegenseitige Unterstützung
- Ein Tagebuch führen und Emotionen aufschreiben, damit Sie sich und Ihr Verhalten besser kennenlernen

## 2. Fettstoffwechselstörung und ein gesunder Cholesterinhaushalt

Eine Fettstoffwechselstörung, auch Hyperlipidämie genannt, erhöht das Risiko einen Herzinfarkt oder einen Schlaganfall zu erleiden. Grund hierfür ist die erhöhte Konzentration von Cholesterin im Körper.

**Als Ursache dafür gelten:**

- Regelmäßiger, hoher Konsum von industriell hergestellten pflanzlichen Fetten mit hohem Gehalt an ungesättigten Fettsäuren (Sonnenblumenöl, Rapsöl, Sojaöl, Erdnussöl etc.)
- Kohlenhydratreiche Ernährung, die zu einer Erhöhrung der Triglyceride im Blut führt (Hypertriglyceridämiee, lesen Sie dazu mehr über Triglyceride auf Seite 61)
- genetische Gründe, ungesunde Ernährung und mangelnde körperliche Bewegung
- Diabetes mellitus, der beim Typ II zwar eine genetische Grundlage hat, aber durch ungesunde Ernährung ausgelöst werden kann
- Alkoholsucht, Niereninsuffizienz und Stau von Gallenflüssigkeit in den Gallengängen (chronische Cholestasen)
- Nebenwirkung von Medikamenten (Beispiele: Betablocker und Retinoide)

### Cholesterin

**Was ist Cholestrin?**

Cholesterin ist eine gesundheitsfördernde Substanz. Sie ist eine Komponente der Zellmembranen, ohne die der Körper kein Vitamin D bilden kann, das vor allem für den Knochenbau wichtig ist. Die Gehirnzellen benötigen Cholesterin, um Synapsen (Verbindungen von Gehirnzellen) zu bilden. Diese sind essenziell, um zu lernen und sich zu erinnern.

Einige der nährstoffreichsten Nahrungsmittel (z. B. Eigelb, Leber etc.) sind auch diejenigen, die am meisten Cholesterin enthalten. Sämtliche Anti-Fett- und Anti-Cholesterin-Kampagnen haben diese

Nahrungsmittel über die letzten Dekaden verteufelt. Das Gegenteil ist wahr: Sie fördern die Gesundheit sogar.

Cholesterin soll laut der Ärzteschaft für zahlreiche Krankheiten wie Herzinfarkt oder Alzheimer verantwortlich sein. Angeblich lassen die gesättigten Fette das Cholesterin im Körper ansteigen. Auf der anderen Seite sind die Cholesterin-Skeptiker der Meinung, dass die Blutfette überhaupt nichts mit den Krankheiten zu tun hätten.

Der amerikanische Ernährungswissenschaftler Dr. Chris Masterjohn, Assistenz-Professor Health and Nutrition Science am Brooklyn College, City University New York, sieht es differenzierter: Es sind nicht generell die Fette und das Cholesterin, die Krankheiten wie Arteriosklerose (Arterienverkalkung) verursachen. Es ist die Degenerierung dieser Fette, vor allem die Oxidation der ungesättigten Fettsäuren, die uns krank machen und die Blutgefäße infiltrieren. Sind sie einmal im Blut, lösen sie Entzündungen aus und verkalken lokal die Gefäßwände.

Um diese Entzündungen und Verkalkungen zu bekämpfen, erhöht unser Immunsystem die Produktion von Cholesterin. Die ungesättigten Fettsäuren kommen hauptsächlich in industriell hergestellten pflanzlichen Ölen vor wie zum Beispiel in Sonnenblumenöl, Sojaöl, Rapsöl etc.

Eine Diagnose aufgrund des Cholesterin-Wertes im Blut kann nicht gemacht werden. Es benötigt weitere Tests, um ein genaues Bild zu erhalten, was im Körper die Probleme verursacht.[34]

## Herzkrankheit Arteriosklerose (Arterienverkalkung)[35]

Arteriosklerose ist eine der häufigsten Ursachen für Herz-Kreislauf-Erkrankungen. Bei der Arteriosklerose entstehen durch Fetteinlagerungen, Verhärtungen, Verkalkungen und entzündliche Prozesse krankhafte Veränderungen in den Arterien. Die Arterien können sich durch die Ablagerungen (Plaques) verengen oder ganz verschließen.

Die Ablagerungen entstehen meist über Jahre und Jahrzehnte. Rauchen, Bluthochdruck, ungünstige Blutfettwerte, ungesunde Ernährung oder Diabetes verschlimmern die Verkalkungen.

Der einfachste und genaueste Test, ob und wie stark Ihre Arterien verkalkt sind, ist eine intrakoronare Ultraschalluntersuchung (IVUS). Der Arzt kann Ablagerungen in den Innenwänden der Herzkranzgefäße mit dem IVUS sichtbar machen. Dazu führt er eine kleine Ultraschallsonde direkt in das zu untersuchende Herzkranzgefäß ein.

Leider wird dieser Test nicht standardmäßig durchgeführt und ist auch nicht in den Vorsorgeuntersuchungen integriert. Sie können mit Ihrem Arzt aber darüber sprechen und ihn um einen Test bitten. Es genügt, wenn Sie sich alle 5 bis 10 Jahre auf Arteriosklerose testen lassen.

**Triglyceride – reduzieren Sie die gefährlichen Fettsäuren**
Um Ihr Risiko von Herzkrankheiten zu senken, müssen Sie die Triglyceride in Ihrem Blut in den optimalen Bereich zurückbringen. Triglyceride sind eine bestimmte Form von Fetten. Sie dienen dem Körper hauptsächlich als Energielieferant.

Der Körper kann die Fette selbst in der Leber, Niere und Herzmuskel herstellen oder über die Nahrung aufnehmen. Sind zu viel Triglyceride im Blut vorhanden, stellt diese Fettstoffwechselstörung einen eigenständigen Risikofaktor für Arteriosklerose, Herzinfarkt und Schlaganfall dar.

**So können Sie die Triglyceride im Blut senken:**[37]

- Stärkehaltige Kohlenhydrate reduzieren (Zucker, Brot, Nudeln, Reis, Kartoffeln, Gebäck, Mais etc.)
- Gesunde natürliche Fette essen (keine Angst vor natürlichem Fett in tierischen Produkten, natives Kokosöl, kaltgepresstes Olivenöl extra Vergine, Avocado, Butter, Bratbutter, Ghee (indische Variante des Butterschmalzes)
- Keine industriell hergestellten Pflanzenöle (Sonnenblumenöl, Sojaöl, frittierte Speisen, Margarine etc.)
- Übergewicht reduzieren

**Cholesterin – langfristig reduzieren**

Wenn sich Entzündungen und Krankheiten im Körper befinden, produziert Ihr Körper automatisch mehr Cholesterin. Unabhängig davon, wie viel Cholesterin Sie mit der Nahrung aufnehmen. Wägen Sie deshalb ab, ob Sie Medikamente einnehmen wollen, um Ihren Cholesterinwert zu normalisieren. Denn vielleicht ist es für Sie besser, der eigentlichen Ursache für die Entzündungen und Erkrankungen in Ihrem Körper auf die Spur zu kommen.

Häufig hilft es bereits, den eigenen Lebensstil zu überprüfen und anzupassen. So können Sie eine deutliche Besserung Ihrer Cholesterinwerte erzielen. Prüfen Sie deshalb, inwieweit Sie die folgenden Faktoren in Ihrem Leben anpassen und gegebenenfalls korrigieren müssen.

**Ihr Überblick:**

- Sorgen Sie für weniger chronischen Stress
- Schlafen Sie regelmäßig und ausreichend
- Beachten Sie den Tag-/ Nachtrhythmus (Tag nicht mit künstlichem und elektronischem Licht verlängern)
- Bewegen Sie sich regelmäßig (täglich mindestens 10.000 Schritte in den Alltag integrieren)
- Gehen Sie 2 bis 3 Mal pro Woche ins Fitnesstraining (kurz und intensiv trainieren)

- Nehmen Sie regelmäßig ein kurzes Sonnenbad oder Vitamin D in Form von Nahrungsergänzung einnehmen
- Hören Sie auf zu rauchen
- Vermeiden Sie Mangelernährung

## Mangelernährung trotz Überernährung

Mit Mangelernährung ist gemeint, dass es dem Körper an bestimmten Nährstoffen mangelt. Handelt es sich um wichtige Nährstoffe wie zum Beispiel Magnesium, Vitamin K oder Vitamin D sind viele Prozesse im Körper davon beeinträchtigt. Mit der Zeit können chronische Entzündungen und möglicherweise tödliche Krankheiten entstehen.

Mangelernährung entsteht nicht nur bei Menschen, die sehr wenige Kilokalorien essen. Sie kann auch auftreten, wenn zu viel Nahrung aufgenommen wird. Nämlich dann, wenn die Nahrung nicht nährstoffreich ist. Nährstoffarme Ernährung enthält viel Zucker, raffinierte industriell hergestellte Kohlenhydrate, Pflanzenöle und künstliche Zusatzstoffe.

Heutzutage ist es sogar schwierig mit einer natürlichen Paleo-Ernährung alle notwendigen Nährstoffe dem Körper zuzufügen. Die Gemüse und Früchte enthalten weniger Nährstoffe (auch biologisch angebautes Gemüse), weil viele Böden keine Nährstoffe mehr abgeben können. Tiere werden nicht artgerecht gehalten und gefüttert. Dies wirkt sich auch auf die Nährstoffe in tierischen Produkten negativ aus.

Deshalb unterziehen Sie sich am besten regelmäßig einem Bluttest, um zu wissen, ob möglicherweise Mängel bestehen. Den Bluttest am besten mit einem Arzt oder Nährstoffexperten besprechen. So können Sie gleich die Dosierung eventuell nötiger Nahrungsergänzungen bestimmen.

**Prävention von Fettstoffwechselstörungen und Arteriosklerose**

Es gibt leider keine Garantie, dass Sie vor einer Herzerkrankung geschützt sind, denn der größte Einflussfaktor ist das natürliche Altern. Aber Sie haben die Möglichkeit, das Risiko einer Herzerkrankung ein paar Jahre hinauszuzögern. Mit den folgenden Maßnahmen gelingt Ihnen das:

- Nutzen Sie die Vorteile der Paleo-Ernährung
- Vermeiden Sie durch die Ernährung nach Paleo eine Insulin-/Leptin-Resistenz. Durch Paleo-Ernährung reduzieren sich die Kohlenhydrate und Sie verbessern Ihre Insulin- und Leptin-Sensibilität. Dadurch werden Körperfett abgebaut und Ihre Blutfettwerte verbessert
- Regelmäßig Blutanalyse machen lassen, um Nährstoffmängel zu erkennen und auszugleichen
- Bringen Sie regelmäßige Bewegung in Ihren Alltag -> weniger sitzen und mehr bewegen
- 2 bis 3 Mal pro Woche Fitnesstraining
- Regelmäßig ausreichend schlafen
- Chronischen Stress reduzieren
- Regelmäßig entspannen (meditieren, malen, musizieren, Thai-Chi etc.), um so Stress besser abzubauen

## 3. Bluthochdruck

Als Bluthochdruck bezeichnet man eine Erkrankung des Herz-Kreislauf-Systems. Als optimaler Blutdruck wird ein Wert von 120/80 mmHg angesehen. Ab einem Messwert von 140/90 mmHg spricht man von einem erhöhten Blutdruck.

### So sind die Zahlen bei der Blutdruckmessung zu verstehen

Der höhere Wert ist der maximale Blutdruckwert der Herzauswurfs-phase, die sogenannte Systole (systolischer Wert).

Der niedrigere Wert zeigt die Herzfüllungsphase, die sogenannte Diastole an (diastolischer Wert).

## Bluthochdruck und seine Ursachen

Bluthochdruck führt oft zu einem frühzeitigen Tod. 26 % aller weltweiten Todesfälle sind auf einen erhöhten Blutdruck zurückzuführen. Sie sollten daher regelmäßig Ihren Blutdruck messen, um zu kontrollieren, ob dieser in einer gesunden Norm liegt. Ist er zu hoch, müssen Sie sofort entsprechende Maßnahmen ergreifen.

Unser heutiger Lebensstil ist der Hauptgrund, dass viele Menschen an chronisch erhöhtem Blutdruck leiden. Das liegt vor allem an raffinierten Getreideprodukten, bewegungsarmer Lebensweise, chronischem Schlafmangel und exzessivem Genuss von Koffein, Alkohol und Tabak.

## Wie entsteht Bluthochdruck?

In ca. 10 % aller Fälle ist eine organische Ursache für den hohen Blutdruck verantwortlich. Sie entsteht in den meisten Fällen im Zusammenhang mit:

- Übergewicht
- Diabetes Typ 2
- Erhöhte Blutfettwerte
- Arteriosklerose (Verengung der Herzgefäße)
- Niereninsuffizienz (Einschränkung der Nierenfunktion)

In rund 90 % der Erkrankungen handelt es sich um die sogenannte primäre Hypertonie, also einen Bluthochdruck, der keine direkte Ursache hat und hauptsächlich durch den Lebensstil oder das genetische Erbgut entsteht. Häufige Faktoren, die diesen hohen Blutdruck auslösen, verstärken oder aufrechterhalten können, sind:

- Übergewicht, vor allem Körperfett am Bauch
- Wenig Bewegung
- Viel Salz aus Fertigprodukten
- Hoher Alkoholkonsum
- Rauchen
- Chronischer Stress

Die Kombination dieser Faktoren erhöht das Bluthochdruckrisiko.

**Blutdruck mit Medikamenten senken?**

Konventionelle (medikamentöse) Therapien können Ihren Blutdruck zwar senken. Sie bekämpfen damit allerdings nur die Symptome und heilen nicht die Ursache des Bluthochdrucks. Ein Einsatz ist nur bei sehr hohem Blutdruck sinnvoll, um akute Lebensgefahr zu verhindern.

Medikamente helfen hingegen nicht, die Gefahren von leichtem Bluthochdruck zu verhindern. Hier ist es ratsamer – genau wie bei sehr hohem Blutdruck –, Ihren Lebensstil sofort zu verändern. Noch dazu haben Blutdruck-Medikamente sehr starke Nebenwirkungen und stellen deshalb keine sinnvolle und hilfreiche Lösung dar. Oft müssen gleichzeitig verschiedene Medikamente eingesetzt werden, um den Blutdruck zu senden. Die Nebenwirkungen wie Depressionen, Gicht, Asthma Hautprobleme, Herzrasen usw. steigen dadurch überproportional an.

Der erhöhte Blutdruck lässt sich deutlich effektiver mit einem Paleo-Lebensstil und einer Paleo-Ernährung senken:

**Zuckerkonsum konsequent reduzieren**

Der übermäßige Zuckerkonsum steht in direktem Zusammenhang mit Bluthochdruck. Speziell zu erwähnen sind zuckerhaltige Getränke, die Unmengen Zucker beinhalten.

**Kalium-Einnahme erhöhen**

Eine hohe Einnahme von Kalium hilft ebenfalls Ihren Blutdruck zu senken. Den präventiven Effekt von Kalium sieht man besonders gut bei den Jäger- und Sammler-Stämmen der Kalahari Buschmänner und bei den traditionellen Pygmäen in der Sub-Sahara Afrikas. Bluthochdruck ist dort kaum anzutreffen. Die durchschnittliche tägliche Aufnahme von Kalium liegt bei den Urvölkern bei rund 10.500 mg/d. Im Vergleich zu Menschen, die sich nach westlichen Maßstäben ernähren, denn hier liegt der Wert nur bei 2.800 mg/d. Alleine die Erhöhung der täglichen Kalium-Einnahme würde bei 17 % der erkrankten Menschen den Blutdruck reduzieren und die Lebenserwartung um 5 Jahre erhöhen.

Kaliumreiche Nahrungsmittel sind zum Beispiel Fenchel, Avocado, Roter Bete, Artischocken, Endivien, Mangold, Kohlrabi, Feldsalat, Brokkoli, Rosenkohl, Grünkohl, Gartenkresse und Spinat. Fisch, Fleisch, Kartoffeln, Nüssen und Kakao enthalten ebenfalls Kalium. Denken Sie bei der längeren Zubereitung im Wasser daran, dass das Gemüse Kalium ins Wasser abgibt. Schütten Sie deshalb das Wasser nach Möglichkeit nicht weg, sondern verwenden Sie es weiter, zum Beispiel als Suppengrundlage.

**Magnesium-Einnahme erhöhen**
Magnesium hat eine ähnliche Wirkung auf den Blutdruck wie Kalium. Die Wirkung ist jedoch etwas weniger ausgeprägt. Magnesium können Sie gut in Form von Sesam, Brennnessel (zum Beispiel als Salat) oder Bananen aufnehmen.

**Salz und Bluthochdruck**
Der Zusammenhang zwischen Salzkonsum und Blutdruck ist schwer nachzuweisen. In der konventionellen Medizin wird trotzdem immer dazu geraten, den Salzkonsum zu reduzieren, um den Bluthochdruck zu senken. Besonders bei salzsensitiven Menschen zeigt sich, dass eine salzarme Ernährung den Blutdruck senkt. Eine Ernährung mit Paleo kann Sie dabei wunderbar unterstützen.

**Wie viel Salz sollten Sie essen, um gesundheitlichen Schäden vorzubeugen?**
Die Empfehlungen variieren je nach Alter, Geschlecht, physischer Aktivität und dem Gesundheitszustand. Sind Sie beispielsweise sehr aktiv oder schwitzen stark, sollte Ihre Einnahme höher sein, als bei Personen, die nicht sehr aktiv sind oder kaum schwitzen. Dr. Chris Kresser, Umweltarzt aus den USA, empfiehlt eine tägliche Einnahme zwischen 3.000 bis 7.000 Milligramm abhängig von den oben erwähnten Faktoren. In der Regel ist das ein Teelöffel Salz pro Tag. Die Paleo-Ernährung besteht aus natürlichen, unverarbeiteten Lebensmitteln. Sie fügen selbst das Salz hinzu und haben die Kontrolle über die Menge. Das

gibt Ihnen einen großen Vorteil, denn verpackte und industriell verarbeitete Nahrungsmittel enthalten oft hohe Mengen Salz.

Lebensmittel, die von Natur größere Mengen Salz enthalten sind zum Beispiel:

- Algen
- Fisch
- Schalen- und Krustentiere
- Fleisch
- Rote Bete
- Karotten
- Sellerie
- Spinat
- Rüben

## Welches Salz sollen Sie kaufen?

Kaufen Sie Salz, das viele Mineralstoffe enthält und eine hohe Intensität des Salzgeschmacks aufweist. Das Salz darf keine Zusatzstoffe wie Fluoride oder Trockenhaltemittel enthalten. Natürliches Himalaya-Salz oder Meersalz enthalten mehr Mineralstoffe, als raffiniertes Tafelsalz.

Je intensiver der Salzgeschmack und je feiner das Salz gemahlen ist, desto weniger Salz benötigen Sie, um die richtige Intensität für Ihre Geschmacksnerven zu erreichen.

Essen Sie auch vermehrt jodhaltige Nahrungsmittel wie zum Beispiel Algen, Seefische oder Meeresfrüchte.

### Welche Salze sollten Sie vermeiden?

Salz aus dem Toten Meer ist aufgrund seines hohen Bromidgehalts zu vermeiden. Berührungen oder das Einatmen von mehr als Spurenmengen (bis zu 10 Teile pro Million) kann reizend für Haut und Lunge sein. Brom kann zu Wunden auf der Haut und zu gesundheitlichen Problemen führen. In seiner elementaren Form kann Brom sogar tödlich sein, wenn nicht sofort gehandelt wird.[53]

Konventionelle Tafelsalze sind stark verarbeitet. Bis auf die Jod-Zugabe enthalten die meisten Tafelsalze ungesunde Zusatzstoffe wie Trockenhaltemittel (damit Salz nicht zusammenklebt) und Fluorid.

## 4. Diabetes mellitus (Zuckerkrankheit)

Diabetes mellitus ist eine Stoffwechselerkrankung. Sie ist auf Insulinresistenz und Insulinmangel zurückzuführen. Es gibt zwei Hauptklassifikationen von Diabetes mellitus: Diabetes Typ 1 und Diabetes Typ 2.

### Diabetes Typ 1[54]

Beim Typ-1-Diabetes handelt es sich um eine Autoimmunerkrankung (siehe auch Seite 74). Er entsteht, wenn die Betazellen der Bauchspeicheldrüse, die das für die Regulierung des Blutzuckers notwendige Insulin herstellen, vom Immunsystem des Körpers zerstört werden. Der Typ-1-Diabetes tritt häufiger bei Kindern und jungen Erwachsenen auf, kann aber Personen in jedem Lebensalter treffen. Menschen mit Diabetes mellitus Typ 1 sind lebenslang auf die künstliche Zugabe von Insulin angewiesen, Heilungsmöglichkeiten bestehen bisher noch nicht.

Typische Symptome sind normalerweise stark ausgeprägt und kündigen sich an durch:
- viel Durst
- übermäßiges Wasserlassen
- Gewichtsverlust oder
- Müdigkeit

**Wie kann Paleo das Leben mit Diabetes Typ 1 erleichtern und die benötigte Insulinmenge senken?**

Wichtig ist an dieser Stelle zu wissen, dass bei Diabetes Typ 1 eine unheilbare Autoimmunerkrankung vorliegt. Sie können auf keinen Fall aufhören, Insulin zu spritzen. Was Sie aber mit Paleo erreichen können, ist die Herabsetzung der benötigten Insulinmenge durch die Anpassung der Ernährung und die Optimierung Ihres Lebensstils. Sprechen Sie mit Ihrem Arzt, welche Veränderungen Sie anstreben und kontrollieren Sie Ihre Blutwerte weiterhin regelmäßig.

Essen Sie auch keine Unmengen an Kohlenhydraten und spritzen Sie sich hohe Mengen an Insulin. Gehen Sie hin zu einer ketogenen Ernährung mit weniger als 30 Gramm Kohlenhydrate pro Tag. Durch diese Art der stark kohlenhydratreduzierten Paleo-Ernährung stabilisieren Sie Ihren Blutzucker und können die Menge an Insulin senken.[56] [57] [58]

**Wieso ist es von Vorteil die Insulinmenge zu reduzieren?**

Beim Diabetes Typ 1 sind die Beta-Zellen der Schilddrüse geschädigt und unfähig, Insulin zu produzieren. Essen Sie kaum Kohlenhydrate, dann benötigen Sie weniger Insulin. Eine fett- und proteinreiche Ernährung benötigt kein Insulin, um verdaut zu werden. Das bedeutet, dass Sie sich weniger Spritzen setzen müssen, es verringert die Gefahren des Metabolischen Syndroms und hat einen positiven Einfluss auf Ihr ideales Körpergewicht.

## Ist Diabetes Typ 1 eine „genetische Krankheit"?

Liegt Diabetes Typ 1 in der Familie vor, kann man davon ausgehen, dass die Kinder auch die beschädigten Gene geerbt haben. Das heißt aber noch lange nicht, dass diese Gene bei den Kindern aktiv werden. Gene können wie Lichtschalter angeknipst werden. In der Evolutionsmedizin sprechen wir von der Epigentik.

Gene allein entscheiden nicht über unser Schicksal. Gene – vor allem die mit Krankheit in Zusammenhang gebracht werden – benötigen einen epigenetischen Auslöser bevor sie wirken und aktiv werden. Damit das Erbgut anfängt zu wirken, braucht es einen umweltbedingten Stimulus. Dies zeigt sich zum Beispiel bei Zwillingen, die Gene des Diabetes Typ 1 in sich tragen. Es kann sein, dass keiner der Zwilling oder nur einer der beiden aktiv an Diabetes Typ 1 erkrankt.

**Was kann als epigenetischer Auslöser wirken?**

Vitamin D
Je weiter weg Sie vom Äquator leben, desto weniger UV-Strahlen sind Sie ausgesetzt, desto größer wird das Risiko, dass die Diabetes Typ 1 Gene aktiv werden.

Muttermilch/stillen[59]
Es besteht ein starker Zusammenhang zwischen Diabetes und dem Stillen: Diabetes Typ 1 Gene werden bei Menschen, die als Babys gestillt wurden, seltener aktiv.

Gluten
Menschen mit Diabetes leiden öfter an Glutenunverträglichkeit (Zöliakie) oder an Glutensensibilität. (bitte Quellenangaben beibehalten)

Omega-3
Ein Mangel an Omega-3-Fettsäuren kann Diabetes begünstigen.

## Diabetes Typ 2

Bei Menschen mit Typ-2-Diabetes produziert die Bauchspeicheldrüse zwar weiterhin Insulin, jedoch nicht genügend oder der Körper kann es nicht mehr wirksam verwenden, um Blutzucker in Energie umzuwandeln (Insulinresistenz). Die Entwicklung des Typ-2-Diabetes wird durch Erbfaktoren, Übergewicht und Bewegungsmangel begünstigt. Er tritt in den meisten Fällen erst ab einem Lebensalter von über 40 Jahren auf, man findet ihn aber auch zunehmend bei jüngeren Menschen mit starkem Übergewicht.

Die konventionellen Medikamente um Diabetes Typ 2 zu behandeln, sind mangelhaft und haben gefährliche Nebenwirkungen. Typischerweise werden folgende Medikamente verschrieben:

- Sulfonylureas
- Biguanides
- Alpha-glucosidase inhibitors
- Thiazolidinediones
- Meglitinides
- Dipeptidyl-peptidase 4 (DPP-4) inhibitors
- Sodium-glucose transporter 2 (SGLT2) inhibitors

Die Wirkungsweise dieser Medikamente ist unterschiedlich. Einige erhöhen die Insulinsekretion, andere verhindern die Freisetzung von Glukose in der Leber oder verhindern Hungersignale. Aber keines dieser Medikamente behebt die wirkliche Ursache der Krankheit. Primär sind es Umweltfaktoren und Lebensstil, die die Probleme mit dem Blutzucker auslösen. Das sind unter anderen schlechten Ernährungsgewohnheiten, zu wenig Bewegung, zu lange sitzende Phasen etc. Diese Medikamente lösen das Problem nicht. Im Gegenteil! Sie lösen im schlimmsten Fall sogar Nebenwirkungen mit gravierenden Komplikationen aus:

- Sulfonylureas: niedriger Blutzucker, Bauchschmerzen, Hautausschlag, Gewichtszunahme
- Biguanides: Bauchschmerzen, Müdigkeit oder Schwindel, Übelkeit, Nieren-Komplikationen

- Alpha-glucosidase inhibitors: Bauchkrämpfe, Gasbildung, Durchfall
- Thiazolidinediones: Herzinsuffizienz, Herzversagen, Knochenbrüche, erhöhtes Risiko für Blasenkrebs
- Meglitinides: niedriger Blutzucker, Gewichtszunahme, Übelkeit und Erbrechen, Kopfschmerzen
- Dipeptidyl-peptidase 4 (DPP-4) inhibitors: Infektionen im oberer Atmungsbereich, Halsentzündung, Kopfschmerzen, Bauchspeicheldrüsenentzündung, erhöhtes Risiko für Bauchspeicheldrüsenkrebs
- Sodium-glucose transporter 2 (SGLT2) inhibitors: Harnwegsinfektionen, Pilzinfektionen, Nieren- und Gallenblasen-Problemen, Blasenkrebs

Es gibt zweifellos einige Menschen mit Diabetes Typ 2, die Medikamente benötigen. Diese haben komplett die Fähigkeit verloren, Insulin zu produzieren. Für die meisten Diabetes Typ 2-Patienten gibt es jedoch effektivere Behandlungsmethoden, die keine Nebenwirkungen haben. Der Paleo-Lebensstil und die entsprechenden Ernährungs-Grundsätze (siehe Paleo-Grundsätze auf Seite 27) zeigen schnell Verbesserungen bei den Symptomen. Es gibt zahlreiche Menschen, die komplett geheilt wurden nachdem sie auf Paleo umgestiegen sind. Wichtig ist diesen Grundsätzen und Empfehlungen für immer zu folgen.

**Prävention und Milderung der Symptome bei Diabetes Typ 1 und Typ 2**
- Vermeiden Sie Gluten (Reduktion der Entzündungen im Darm und Stärkung des Immunsystems)
- Gehen Sie eine Stunde in die Sonne oder nehmen Sie Vitamin D in Form von Nahrungsergänzung auf
- Schlafen Sie regelmäßig und genügend
- Halten Sie Ihren natürlichen Tag- und Nacht-Rhythmus ein (Tage nicht mit künstlichem Licht verlängern)
- Passen Sie Ihr Fitnesstraining an
- Nehmen Sie kohlenhydratreduzierte Paleo-Ernährung zu sich (je weniger Kohlenhydrate Sie essen, desto weniger Insulin müssen Sie sich spritzen)

# Autoimmunerkrankungen

Autoimmunerkrankungen sind Krankheiten, die das Immun- oder Abwehrsystem des eigenen Körpers hervorruft. Das geschieht, indem es verschiedene an der Abwehr von Fremdstoffen (z. B. Bakterien, Viren oder anderen körperfremden Eiweißen) beteiligte Substanzen in hohen Mengen produziert.

Diese Überproduktion von bestimmten Stoffen schädigt die Zellen des eigenen Abwehrsystems und führt dazu, dass das Gleichgewicht des Körpers aus den Fugen gerät.

## Ursache: Erbanlagen und Umweltfaktoren

Die genaue Ursache ist bis heute nicht bekannt. Vermutlich löst eine Kombination von Faktoren im Körper die Autoimmunkrankheit aus. Neben einer genetischen Veranlagung sind es häufig chronischer Stress, Schwangerschaft oder Infektionen. Derzeit sind rund 60 Autoimmunkrankheiten bekannt. Die Krankheit beschränkt sich auf ein bestimmtes Organ (organspezifisch). Sie kann sich auch im ganzen Körper manifestieren (systemisch), z. B. weil sie sich gegen Gefäße, Gelenke oder Bindegewebe richtet. Kombinationen von organspezifischer und systemischer Autoimmunkrankheiten sind ebenfalls möglich:

## Organspezifische Autoimmunkrankheiten

- Diabetes mellitus Typ 1 (Bauchspeicheldrüse)
- Multiple Sklerose (Nervenzellen)
- Glomerulonephritis (Niere)
- Hashimoto-Thyreoidits (Schilddrüse)
- Basedow-Krankheit (Schilddrüse)
- chronische Gastritis (Magen)
- Colitis ulcerosa (Dickdarm)
- Vitiligo (Haut)
- Addison-Krankheit (Nebennieren)

**Systemische Autoimmunkrankheiten**
- Churg-Strauss-Syndrom (Gefäße)
- Kollagenosen (Bindegewebe)
- Rheumatoide Arthritis (Bindegewebe von Gelenken und Sehnen)
- Schuppenflechte (Haut, Gelenke, Fingernägel)

Auch wenn die Ursachen nicht ganz klar sind, können Sie einiges unternehmen, um gegen Autoimmunerkrankungen vorzubeugen. Bei genetischer Prädisposition (das bedeutet, dass Autoimmunerkrankungen in der Familie liegen) können Sie zum Beispiel:

- Chronischen Stress vermeiden bzw. reduzieren
- Regelmäßig genügend schlafen
- Natürlichen Tag-/Nacht-Rhythmus einhalten
- Pestizide, Hormone, Umweltgifte etc. vermeiden bzw. reduzieren
- Infektionen vermeiden (Immunsystem stärken)
- Regelmäßige moderate Bewegung im Alltag integrieren
- Stundenlanges moderates Herz-Kreislauf-Training vermeiden
- Spaß und Spiel nicht vergessen
- Soziales Umfeld optimieren wie zum Beispiel weniger private Termine vereinbaren, Hausarbeiten delegieren, Menschen, die Sie belasten weniger treffen oder nicht mehr treffen usw.

**Stellen Sie auf Paleo-Ernährung um. Paleo wirkt generell entzündungshemmend (siehe Paleo-Grundsätze auf Seite 27) durch:**
- Vermeidung von Gluten und Lektinen
- den Aufbau einer gesunden und ausgewogenen Darmbakterienkultur

## So mildert Paleo mögliche Zellattacken

Hat der Körper einmal damit begonnen seine eigenen Zellen zu attackieren, wird er das nicht mehr „vergessen". Sie haben aber die Möglichkeit, diese Attacken zu mildern oder sogar zu stoppen. Das ist abhängig von der Dauer und Aggressivität der Erkrankung. Bestehen schon dauerhafte Organschäden, müssen lebenslänglich Medikamente zur Unterstützung

z. B. der Schilddrüse eingenommen werden. Aber mit einer angepassten Paleo-Ernährung, dem sogenannten Autoimmun-Protokoll (alles dazu finden Sie auf Seite 115), können Sie Ihren Körper stark unterstützen. Paleo ist eine einfache, sehr nährstoffreiche Ernährung. Sie enthält keine Nahrungsmittel, die Ihren Darm irritieren oder die Darmflora negativ beeinflussen. So kann die Aktivierung Ihres Immunsystems (Attacken gegen die eigenen Zellen) vermieden werden. Von dieser reduzierten Paleo-Ernährung profitieren Sie bei jeder Autoimmunerkrankungen.

**Die Basis Paleo-Ernährung verzichtet auf:**
- Getreide
- Hülsenfrüchte
- verarbeitete Milchprodukte
- raffinierten Zucker
- industriell hergestellte Pflanzenöle

Dr. Paul Jamint, Astrophysiker, und seine Frau Dr. Shou-Ching Shih Jaminet, Biologin und Krebsforscherin, raten bei einer Autoimmunerkrankung der Schilddrüse davon ab, rotes Fleisch wie Rind, Kalb, Lamm und Schwein zu essen. Der Mensch hat vor Millionen von Jahren die Fähigkeit verloren, das Molekül „Neu5Gc" zu produzieren. Das Molekül, ein Monosaccharide, hat die Aufgabe dem Immunsystem anzuzeigen, ob es sich um eigene Zellen oder fremde angreifende Zellen handelt. Da fast immer ein durchlässiger Darm zum Krankheitsbild gehört, können Krankheitserreger aus dem roten Fleisch durch die Darmwände in die Zellen gelangen und die Krankheit verschlimmern.

Sind Sie von einer Autoimmunkrankheit betroffen, dürfen keine Ausnahmen bei diesen Nahrungsmitteln gemacht werden. Das ist unumgänglich, wohingegen sich gesunde Personen zwischendurch auch eine Ausnahme leisten dürfen. Zusätzlich zu den oben erwähnten Nahrungsmitteln (die auch in der normalen Paleo-Ernährung vermieden werden), sind im Paleo-Autoimmun-Protokoll folgende Nahrungsmittel komplett zu vermeiden:

- Eier (vor allem das Eigelb)
- alle Milchprodukte (auch Rohmilch/-produkte)
- Nüsse
- Samen (auch Kakao, Kaffee und Gewürze aus Samen)
- Nachtschattengewächse (Kartoffeln, Tomaten, Auberginen, Paprika, Goji-Beeren, wie auch alle Gewürze aus Nachtschattengewächsen)
- Potenzielle Gluten-Kreuzreaktionen
- Mehr als 20 Gramm Fruchtzucker pro Tag
- Alkohol
- Aspirin, Ibuprofen etc.
- Kalorienfreie Süßstoffe (auch Stevia)
- Künstliche Zusatzstoffe (Weichmacher, Verdickungsmittel etc.)

Das Weglassen dieser Nahrungsmittel verhindert Darmreizungen, Dysbiose (Ungleichgewicht) der Darmflora und die Entstehung bzw. Verschlimmerung eines durchlässigen Darms. Somit werden die Moleküle aus Nahrungsmitteln, die durch die Darmwände dringen und eine Immunreaktion auslösen können, ausgeschaltet. Ist die Krankheit über längere Zeit im Ruhezustand und attackiert die eigenen Zellen nicht, können Sie einzelne Nahrungsmittel wieder versuchen. Dabei ist allerdings mit großer Vorsicht vorzugehen und Sie müssen genau beobachten, wie Ihr Körper darauf reagiert. Gibt es akute oder verzögerte Reaktionen nehmen Sie das Nahrungsmittel sofort wieder aus Ihrer Ernährungsliste. Mit der Diät wird vor allem der entzündete und durchlässige Darm geheilt. Zusätzlich können Sie die Heilung unterstützen durch:

- Kontrolle Ihres Vitamin-D-Status. Ist dieser zu niedrig, hilft es hochdosierte Vitamin-D-Nahrungsergänzungen zu nehmen bis der Status sich stabilisiert hat (siehe Nahrungsergänzung).
- Kontrolle der Fettsäuren (Omega-3, EPA und DHA) und einen eventuellen Mangel gegebenenfalls ausgleichen.

Lesen Sie mehr über den Paleo-Autoimmun-Protokoll-Mahlzeitenplan auf Seite 118.

# Rheuma

Rheumatismus (oder kurz Rheuma) ist eine Sammelbezeichnung für Erkrankungen an Gelenken und Knochen sowie den dazugehörenden Weichteilen wie Muskeln, Sehnen und Bändern. Rheuma wird in vier Kategorien eingeteilt:

- Arthrose (degenerative Erkrankungen/Abnützung)
- Arthritis (entzündliche Erkrankungen)
- Weichteilrheumatismus
- Osteoporose (Knochenerkrankungen)

### Arthrose

Die meisten rheumatischen Erkrankungen wie bei Arthrose entstehen durch die Abnutzung der Knochen und Gelenke. Die Gelenkabnutzung ist ein Teil des normalen Alterungsprozesses. Durch einseitige Beanspruchung der Gelenke, Fehl- und Überbelastung im Alltag, Beruf oder beim Sport wird diese Abnutzung in den Gelenken verstärkt und es entsteht Arthrose.

### Arthritis

Ein fehlgeleitetes Immunsystem sowie bakterielle oder virale Infektionen gehören zu den Auslösern dieser entzündlich-rheumatischen Erkrankung. Die rheumatoide Arthritis kann jedes Gelenk befallen. Bei der Bechterew'schen Krankheit ist vor allem die Wirbelsäule betroffen und versteift.

### Fibromyalgie (Weichteilrheumatismus)

Weichteilrheuma ist ein Sammelbegriff für Beschwerden der weichen (nicht-knöchernen) Strukturen des menschlichen Bewegungsapparates wie Muskeln, Sehnen, Bänder, Schleimbeutel oder Nerven und Gefäße. Treten die Schmerzen in den Weichteilen fast am gesamten Körper auf, spricht man von generalisiertem Weichteilrheuma (chronisches Schmerzsyndrom oder Fibromyalgie-Syndrom). Beim regionalen oder lokalisierten Weichteilrheuma beschränken sich die Schmerzen auf eine Körperstelle. Diese können verschiedene Ursachen haben:

- Alterungsvorgänge
- Überlastung
- Fehlbelastung
- schwache Muskeln
- orthopädische Faktoren (z. B. Senkfuß, X-Beine usw.)
- erbliche Veranlagung
- konstitutionelle Überbeweglichkeit (Hypermobilitätssyndrom)

**Stress als Hauptfaktor?**
Viele Betroffene zeigen eine geringe Stresstoleranz und manche Theorien zählen Stress zu den Auslösern und Risikofaktoren einer Fibromyalgie. Das Spektrum reicht von übermäßigen körperlichen Dauerbelastungen bis hin zu verschiedenen Formen seelischen Stresses, wie zum Beispiel schwere Beziehungskonflikte, Mobbing und Traumatisierung.

**Osteoporose**
Osteoporose (Knochenschwund) betrifft das ganze Skelett. Stoffwechselbedingt wird mehr Knochensubstanz ab- als aufgebaut. Mit zunehmendem Alter steigt das Erkrankungsrisiko. Gründe können zum Beispiel Fehl- oder Mangelernährung, Nikotinkonsum, übermäßiger Alkoholkonsum und Bewegungsmangel sein. Langandauernde Therapien mit cortisolähnlichen Medikamenten, Hormonkrankheiten, hormonelle Veränderungen nach der Menopause, chronische Darmerkrankungen und vererbte Osteoporose-Neigung beschleunigen den Knochenabbau ebenfalls.

## So steht es um die Heilung und Prävention bei Rheumaerkrankungen

**Arthritis:** Eine unheilbare Autoimmunerkrankung, aber auf Seite 80 finden Sie Ratschläge, wie Sie die Schmerzen gut mildern können. Warum Arthritis ausbrechen kann, liegt an verschiedenen Faktoren:
- Sie haben eine genetische Anfälligkeit dafür.[80]
- Verschiedene Lebensumstände können die Krankheit auslösen.

- Ein durchlässiger Darm, der Moleküle ins Blut lässt, die zu diesem Zeitpunkt noch nicht ins Blut fließen sollten, begünstigt das Ausbrechen von Arthritis.

**Wollen Sie einer Arthritis vorbeugen, nehmen Sie sich folgende Empfehlungen zu Herzen:**
- Glutenfreie Paleo-Ernährung, um Ihren Darm gesund zu halten
- Achten Sie auf Ihre Darmgesundheit, regelmäßiger Stuhlgang etc.
- Schlafen Sie ausreichend und regelmäßig
- Vermeiden Sie Mangelernährung und lassen Sie durch regelmäßige Kontrollen prüfen, ob alle notwendigen Mineralstoffe, Vitamine und Fettsäuren ausreichend in Ihrem Körper vorhanden
- Sorgen Sie für regelmäßige Bewegung zum Beispiel durch tägliche Spaziergänge
- Meiden Sie soweit möglich chronischen Stress, nehmen Sie sich kleine Auszeiten vom Alltag
- Verzichten Sie auf Nikotin und meiden Sie übermäßigen Alkohol, Drogen- und Medikamentenkonsum

**Arthrose:** Keine zwingende Alterserscheinung. Heilbar. Schäden, die im Körper entstehen, bleiben nachhaltig bestehen. Gelenkknorpel können sich selbst regenerieren, so wie wir es auch von den Knochen kennen – vorausgesetzt der Körper erhält die dazu notwendigen Nährstoffe in ausreichender Menge.

Die Paleo-Ernährung ist dafür ideal und versorgt Ihren Körper großzügig mit Mineralstoffen und Proteinen, die für den Wiederaufbau Ihres Gewebes gebraucht werden.

### Arthroseerkrankung[69] verbessern mit einer Paleo-Ernährung
Um Arthrose auszuheilen, sollten Sie sich an folgende Regeln halten:
- Vermeiden Sie alle Getreidearten und speziell Weizen in allen Formen (Gebäck, Nudeln etc.) – dazu zählt auch Bier! Gluten-Intoleranz (Entzündungen im Darm) verschlimmern die Arthrose.[70]

- Schränken Sie die Aufnahme von Omega-6-Fettsäuren stark ein (industriell hergestellte Pflanzenfette, ranzige Fette, frittierte Speisen). Diese Omega-6-Fettsäuren fördern Entzündungen.
- Essen und verwenden Sie mehr gesunde natürliche Fette: tierische Fette (Butter, Bratbutter), kaltgepresstes Olivenöl, natives Kokosöl. Essen Sie zusätzlich regelmäßig fetten Fisch oder nehmen Sie Fischöl als Nahrungsergänzung ein.
- Kartoffeln können ebenfalls die Schmerzen verstärken. Bevorzugen Sie gesündere stärkehaltige Nahrungsmittel wie Süßkartoffeln und Kürbis.
- regelmäßig Sonnenbaden oder Vitamin D zu sich nehmen.[71]
- Glucosamin-Nahrungsergänzung aus der Apotheke oder dem Drogeriemarkt kann bei der Heilung unterstützend wirken.[72]
- Essen Sie Knochensuppe, geben Sie Kollagen Peptide (natürliche tierische Aminosäuren) in Shakes oder Müsli. Essen Sie öfter Fleisch und nagen Sie den Knorpel vom Knochen ab. Wichtig ist, dass die Knochen von gesunden grasgefütterten Rindern kommen.
- Vermeiden Sie chronischen Ausdauersport auf mittlerem Leistungsniveau. Diese Intensität und die Dauer lösen chronischen Stress aus, fördern Entzündungen und beeinträchtigen die Heilung. Einige kurze intensive Sprints oder Wandern sind die gesünderen Bewegungseinheiten.
- Gehen Sie barfuß oder mit Schuhen, die keinen Absatz haben (sogenannte Barfußschuhe). Das ermöglicht Ihnen einen natürlichen Gang. Sie landen automatisch sanfter auf dem Boden und reduzieren den Stress auf die Gelenke.[73]
- Schlafen Sie regelmäßig und ausreichend lange, damit Ihr Körper sich erholen und regenerieren kann.
- Reduzieren Sie chronischen Stress. Sonst werden Entzündungen verstärkt und Heilungsprozesse verhindert.

Die Paleo-Ernährung ist eine sehr gute Prävention für Arthrose. Durch die Vermeidung von glutenhaltigem Getreide und -produkten sowie von industriell hergestellten Pflanzenfetten und der starken Reduktion von

Zucker, werden Entzündungen im Körper reduziert und sogar vermieden. Zusätzlich können Sie durch gezieltes intensives Krafttraining Ihre Gelenke und Knorpel stärken. Durch Aktivitäten wie Nordic Walking oder Bewegungen mit kontrollierter Intensität stärken Sie Ihr Immunsystem zusätzlich und schonen die Abnutzung der Gelenke und Knorpel. Tägliches Training über längere Zeit (mehr als eine Stunde) ist dagegen schlecht für den Körper, weil es die Abnutzung Ihrer Gelenke und Knorpel fördert, Stress für den Körper bedeutet und Entzündungen auslöst.

**Fibromyalgie:** Es gibt kein medikamentöses Heilmittel für Fibromyalgie. Aber mit verschiedenen Maßnahmen können Sie die Schmerzen lindern. Die besten Ergebnisse werden durch Sportarten wie Radfahren, Nordic Walking, Wandern, Schwimmen, Krafttraining, Yoga und Aqua-Fitness erzielt. Gut geeignet sind Thermotherapien mit Mineral- und Thermalbäder sowie Behandlungen mit Heilwasser, Moor oder Schlamm. Umgekehrt finden auch Kälteschocks ihre Anhänger. Ein Kurzbesuch in der Kältekammer (unter -100°C) bringt die Schmerzen augenblicklich (wenn auch nicht dauerhaft) zum Verschwinden und soll biochemische und hormonelle Prozesse auslösen, die die Schmerzwahrnehmung positiv beeinflussen.

**Einige Nährstoffe zeigen ebenfalls gute Schmerzlinderung bei Fibromyalgie. Zum Beispiel:**

- Vitamin D[75]
- Magnesium-Lotionen, -Gels oder -Cremes, die lokal auf die schmerzenden Stellen aufgetragen werden.[76]
- Magnesium-Citrat (Nahrungsergänzung in Form von Pillen oder Pulver)[77]. Magnesium ist einer der wichtigsten, wenn nicht sogar der wichtigste Nährstoff für unseren Körper, da er für über 500 Vorgänge im Körper verantwortlich ist. Er entspannt unter anderem die Muskeln und lässt Sie besser einschlafen.

Wichtig dabei: Lassen Sie die richtigen Mengen Vitamin D und Magnesium durch einen Nährstoffexperten oder Arzt für Sie bestimmen.

**Osteoporose:** Sport und Bewegung bewirken die Selbstheilung und den Wiederaufbau der Knochenmasse und -dichte. Ausreichend Nährstoffe sind entscheidend für die Knochengesundheit. Die fettlöslichen Vitamine A, D und $K_2$ sind massgeblich am Aufbau der Knochemasse und -dichte beteiligt. Sie stellen sicher, dass das Kalzium, welches wir aus der Ernährung meistens ausreichend aufnehmen auch absorbiert und eingesetzt werden kann. Gemäß Dr. Kate Rheume-Bleue, Autorin des Buches „Vitamin $K_2$ and the Calcium Paradox", sind diese Vitamine viel wichtiger, als Kalzium Supplemente.

Neben Kalzium sind auch Magnesium und eine ausreichende Versorgung mit Vitamin D und Nahrungsproteinen für die Knochengesundheit und eine Prävention der Osteoporose wichtig. Der Osteoporose-Prävention sollte daher schon im Kindesalter große Beachtung geschenkt werden. Vor allem Mädchen, die sehr früh anfangen, sich vegetarisch zu ernähren, laufen Gefahr in späteren Jahren an Osteoporose zu erkranken.

## Neurodegenerative Krankheiten

Eine neurodegenerative Erkrankung betrifft immer das Nervensystem eines Menschen und ist gekennzeichnet durch langsames Fortschreiten, ein sporadisches Auftreten oder Erblichkeit. Diese Art der Erkrankung führt immer zu einem Verlust von Nervenzellen. Neben der mentalen Leistung kann auch die Motorik beeinflusst werden. Die häufigsten neurodegenerativen Krankheiten sind:

- Multiple Sklerose (MS)
- Morbus Alzheimer (AD)
- Morbus Parkinson
- Huntington Erkrankung
- Amyotrophe Lateralsklerose (ALS) ist eine Nervenerkrankung, die zu allmählicher Bewegungsunfähigkeit und Lähmung der Muskeln führt.

**Multiple Sklerose (MS)**[86] **– die häufigste Nervenerkrankung**
Bei MS ist das zentrale Nervensystem chronisch entzündet. Durch die Entzündungen treten Schädigungen (Läsionen) und Narben (Sklerosen) im Hirn und Rückenmark auf. Die Entzündungen lassen die Hüllen um die Nerven (Myelin) zerfallen. Die Nervenfasern können keine Impulse mehr weiterleiten.

MS-Patientien leiden am häufigsten an Erschöpfung, Koordinationsproblemen, Spastizität (erhöhte Spannung der Skeletmuskulatur), Depresssionen, Blasen- und Mastdarmstörungen. Die Symptome sind sehr unterschiedlich daher wird MS auch die „Krankheit der 1000 Gesichter" genannt.

## Multiple Sklerose – wenn das Abwehrsystem gegen sich selbst agiert

MS ist eine Autoimmunerkrankung, bei der das körpereigene Abwehrsystem die eigenen Körperzellen angreift und Nervenzellen zerstört. Als weitere Ursachen werden Virusinfektionen vermutet, die sich im Kindesalter bereits manifestieren und langsam über die Jahre unentdeckt im Körper bleiben.

Es ist auch nicht auszuschließen, dass genetische Faktoren, also Vererbung, für die Krankheit verantwortlich sind. Vererbung heißt jedoch nicht, dass die Krankheit bei Ihnen zwingend ausbrechen muss. Erst wenn durch Ihre Ernährung und Ihr Lebensstil die krankmachenden Gene aktiviert werden, kommt Multiple Sklerose zum Ausbruch.

### Behandlung und Therapie
Je früher MS durch Labortests und bildgebende Untersuchungen erkannt wird, desto besser kann auf den Verlauf der Krankheit Einfluss genommen werden. MS wird mit folgenden Therapien behandelt:

- Therapie des akuten Schubs (in der Regel mit Kortison)
- Langfristige Therapie (siehe Abschnitt Autoimmunerkrankungen)
- Therapie der Symptome, ergänzt um Rehabilitationsverfahren (je nach vorliegenden Symptomen)
- Vielfach werden diese MS-Therapien durch den Einsatz der Komplementärmedizin unterstützt. Die Komplementärmedizin umfasst dabei viele verschiedene alternative Heilungsmethoden wie Akupunktur, Homöopathie, Osteopathie usw.

Charakteristisch für neurodegenerative Erkrankungen ist, dass meist nicht das ganze Gehirn betroffen ist, sondern unterschiedliche, oft sehr genau umschriebene Areale. So sind bei der **Parkinson-Erkrankung** beispielsweise ausschließlich Nervenzellen betroffen, die den Botenstoff Dopamin produzieren. Dopamin wird für die Bewegungssteuerung benötigt. Auch die **Huntington-Erkrankung** betrifft Nervenzellen, die in die Bewegungssteuerung involviert sind. In diesem Fall produzieren die betroffenen Nervenzellen den Botenstoff Glutamat. Die Patienten zeigen ausladende Bewegungsstörungen, die wie ein Tanz wirken können. Glutamat-produzierende Nervenzellen sind aber auch an höheren geistigen Fähigkeiten beteiligt, sodass sich auch das Sozialverhalten der Betroffenen verändert.

Bei der **Amyotrophischen Lateralsklerose (ALS)** wiederum sind die höheren geistigen Funktionen, ähnlich wie bei der Parkinson-Erkrankung, völlig intakt. Es gehen selektiv sogenannte Motoneurone zugrunde. Das sind Nervenzellen, die das Gehirn mit der Muskulatur verbinden. Wenn Motoneurone kaputtgehen, dann kann das Gehirn die Muskeln nicht mehr „ansteuern". Die Folge sind Lähmungen, die bei der ALS im fortgeschrittenen Stadium auch die Atemmuskulatur betreffen können.

**Alzheimer – ist Zucker schuld an der Erkrankung?**[89]

Forschungsergebnisse haben gezeigt, dass Alzheimer zunächst eine Folge davon ist, dass das Gehirn Glukose nicht mehr als Energie nutzen kann. Die Zusammenhänge zwischen Glukoseverwertung, Insulin-Sensitivität und Alzheimer sind so stark, dass die Forscher die Krankheit bereits „Hirn-Diabetes" nennen. Das Hirn ist ein Organ, das sehr viel Energie verbraucht.

Obwohl das Hirn nur ca. 2 % des gesamten Körpergewichts ausmacht, braucht es ungefähr 20 % der Glukose und dem eingeatmeten Sauerstoff. Da das Hirn überproportional viel von der gesamten Energie verbraucht, ist es besonders anfällig für Energiemangel (zu wenig Energiezufuhr oder schlechte Verwertung der Energie). Die Folgen zeigen eine dramatische Wirkung auf das Gedächtnis, die Emotionen und Wahrnehmung, also die Fähigkeit zu verstehen und Informationen zu verarbeiten.

Aufgrund von Studien, die zeigen, dass vor allem die metabolischen Prozesse und der Lebensstil verantwortlich für die Krankheit sind, kann mit den entsprechenden Maßnahmen (siehe auch Diabetes Typ 2) positiv auf die Heilung Einfluss genommen werden. Wie viel mit diesen Maßnahmen erreicht werden kann, ist abhängig davon, wie stark die Krankheit bereits fortgeschritten ist.

## AD Gehirnzellen verhungern

Bei Diabetes Typ 2 hat der Körper die Fähigkeit verloren, zuverlässig Kohlenhydrate in Energie umzuwandeln. Die Insulinlevel im Blut sind dadurch chronisch erhöht und verhindern, dass andere Energiequellen – Fettsäuren und Ketone – hoch genug im Blut konzentriert sind und anstelle von Glukose genutzt werden können.

Der Körper kann keine Energie mehr in die Zellen transportieren. Die Zellen hungern und verhungern schließlich. Der Mensch fühlt sich müde, schlapp und leidet oft an chronischen Schmerzen. Dasselbe spielt sich im Hirn ab. Die Hirnzellen erhalten keine Nahrung mehr, hungern (funktionieren nicht mehr einwandfrei) und sterben ab. Ursache ist Hyperinsulinemia (übermäßige Mengen von Insulin im Blut) und die abhanden gekommenen Fähigkeit, Glukose in Energie umzuwandeln.

Zusammengefasst: Alzheimer ist der Tod von Gehirnzellen, weil sie verhungern.

Gute Wirkung bei Behandlung von Alzheimer zeigen zum Beispiel Fitnesstraining und Bewegung, Stressreduktion und eine Reduzierung an Kohlenhydraten wie bei der ketogenen Diät.

## Ketogene Diät

Ketone sind Nebenprodukte, die entstehen, wenn der Körper Fett in Energie umwandelt. Sie werden von Fett aus der Nahrung oder dem eigenen Körperfett hergestellt. Ketonkörper sind reine Energie. Das Hirn ist ein Organ, das gut mit der Energie aus Ketonkörper funktioniert. Erst wenn der Körper nur noch sehr wenig Glukose erhält und die Speicher leer sind, stellt er auf Fettverbrennung um. Jetzt erst können die Ketonkörper produziert werden. Klassische Ketogene Diäten werden seit fast 100 Jahren eingesetzt um Epilepsie zu behandeln. In einer solchen Ernährungsweise nimmt man 80 % bis 90 % der täglichen Kilokalorien in Form von Fett (natürliche gesunde Fette!) zu sich. Um Alzheimer zu vermeiden, ist es nicht notwendig so extrem zu essen. Es genügt, wenn die Kohlenhydrate stark reduziert werden auf ca. 50 Gramm pro Tag.

### Prävention von Alzheimer

Achten Sie auf frühe Anzeichen von Alzheimer. Nehmen Sie Vergesslichkeit oder Zerstreutheit im fortschreitenden Altern nicht als normal hin. Leider gibt es keine offensichtlichen Zeichen, dass sich die Krankheit langsam anfängt zu manifestieren. Es gibt aber einige Hinweise wie Unter- oder Überzuckerung im Blut, Übergewicht oder starke Energieschwankungen. Zusätzlich zu diesen Symptomen sollten Sie regelmäßig Ihr Blut überprüfen lassen. Das ist bis heute die wahrscheinlich einzige Strategie, um möglichst frühzeitig Alzheimer zu erkennen. Je früher Sie nach einer Paleo-Ernährung und einem Paleo-Lebensstil leben, desto geringer ist die Gefahr, dass der Körper mit all dem Zucker, künstlichen Zusatzstoffen, Stress und dem bewegungsarmen Lebensstil überfordert ist. Ein Literaturhinweis zum Thema Alzheimer finden Sie im Anhang.

## Fettleber

Bei einer Fettleber (Steatosis hepatis) sind mindestens 50 % der Leberzellen verfettet. Steatohepatitis nennt man eine verfette Leber, die zusätzlich auch noch entzündet ist. Zu einer totalen Leberschädigung (Leberzirrhose) kann es durch chronischen Alkoholkonsum kommen. Dies kann häufig tödlich enden.

### Funktionen der Leber[91]

Die Leber spielt im Stoffwechsel des Körpers eine wichtige Rolle. Durch die Pfortader gelangen Stoffe, die aus dem Darm in die Blutbahn aufgenommen wurden, in die Leberzellen. Je nach Bedarf werden sie dort sofort verwertet, gespeichert, umgewandelt oder abgebaut. Die Leber speichert in ihren Zellen Zucker, Fett, Eiweißbausteine (Aminosäuren) und Vitamine, wenn sie nicht unmittelbar benötigt werden. Zucker wird in Form von Glykogen in der Leber gespeichert und als Traubenzucker (Glukose) ins Blut abgegeben, wenn der Blutzuckerspiegel sinkt. Außerdem können die Leberzellen Zucker in Fette und Eiweiße umwandeln.

Aus den Aminosäuren stellt die Leber viele wichtige Eiweiße her. So produziert sie zum Beispiel die Gerinnungsfaktoren, die das Blut bei Verletzungen gerinnen lassen und das C-reaktive Protein (CRP), das eine wichtige Rolle bei Entzündungen im Körper spielt. Außerdem bildet sie Eiweiße für den Transport von Fetten oder von Hormonen im Blut. Auch ein Großteil des körpereigenen Cholesterins wird von der Leber hergestellt und zur Bildung der Gallenflüssigkeit verwendet. Jeden Tag produziert die Leber so 1 Liter Galle, die die Fette in der Nahrung verdaulich machen. Die Leber ist außerdem ein wichtiges „Entgiftungsorgan" für geschädigte und alte rote Blutkörperchen, Alkohol oder Medikamente.

### Fettleber: Ihre Ursachen und Entstehung[92]
**Die Hauptursachen der Fettleber sind:**
- Überernährung
- dauerhaft hoher Alkoholkonsum
- Diabetes
- dauerhafter Kontakt mit Lebergiften (Medikamente, Umweltgifte, künstliche Zusatzstoffe, etc.)
- Vermehrter Genuss von Fruchtzucker
- in seltenen Fällen Eiweißmangel in der Nahrung, etwa bei Essstörungen oder wiederholten Fastenkuren

Eine reine Fettleber verursacht oft keine oder nur leichte, unspezifische Beschwerden wie Völlegefühl, Druckgefühl im rechten Oberbauch, leichte Übelkeit, Blähungen und verminderte Leistungsfähigkeit. Daher wird die Fettleber häufig gar nicht oder nur bei einer Untersuchung aus anderen Gründen erkannt.

Grundsätzlich ist eine Fettleber rückbildungsfähig, wenn die auslösende Ursache abgestellt wird. Geschieht das nicht, kann sich die Fettleber zu einer Leberentzündung, einer Leberfibrose und schließlich zu einer Leberzirrhose entwickeln. Dies geschieht jedoch eher selten. Die Leberverfettung bei Übergewicht oder Diabetes mellitus schreitet aber fast nie bis zur Leberzirrhose fort. Durch langsame Gewichtsabnahme und gute Einstellung des Blutzuckers kann der Verfettungsprozess aufgehalten und (teilweise) rückgängig gemacht werden. Eine alkoholbedingte Fettleber dagegen geht bei fortgesetztem Alkoholkonsum häufig in eine Alkoholhepatitis über, die bei weiterem Konsum nicht selten in einer Leberzirrhose mündet.

## Fruchtzucker

Dr. Torsten Albers[93]

**Nicht alkoholische Fettleber (NAFL)**

Fruchtzucker wird anders verstoffwechselt als Glukose (umgangssprachlich auch Traubenzucker genannt). Das heißt, dass auch die Auswirkungen auf den Metabolismus unterschiedlich sind. So wird der Fruchtzucker nach der Aufnahme im Darm in der Leber als direkter Energielieferant abgebaut bzw. in Traubenzucker oder Fett umgewandelt. Bei bestehendem Energieüberschuss in der Nahrung wird dieser Überschuss in der Leber als Fett eingelagert und kann langfristig eine Leberverfettung in Gang setzen. Diese heute bei 30 bis 40 % in der Bevölkerung zu findende Erkrankung stellt einen wesentlichen Risikofaktor für Übergewicht, Adipositas, Diabetes mellitus Typ 2, Herzinfarkt und Schlaganfall sowie Niereninsuffizienz bis hin zur Dialysepflicht dar.

Eine Anreicherung von Fett in der Leber, z. B. durch ein andauerndes Überangebot von Fruchtzucker, führt zu einer Insulinresistenz des Organs, schlechteren Blutfettwerten (Anstieg der Triglyzeride, Senkung des HDL-Cholesterins) und einer schlechteren Blutzuckerregulation. Das wiederum begünstigt Blutzuckerschwankungen, Heißhungerattacken und somit eine gesteigerte Kalorienaufnahme, insbesondere über Süßes und Lebensmittel mit hohem Zucker- bzw. Kohlenhydratanteil.

Die Fettleberproblematik wird durch den daraus resultierenden fortwährenden Energieüberschuss zum Teufelskreis, sodass sich daraus langfristig bei entsprechender Veranlagung sogar eine Zuckerkrankheit entwickeln kann. Parallel dazu kommt es natürlich nicht nur zur Fettbildung in der Leber, auch im Unterhautfettgewebe und im Bauchraumfett kommt es zu vermehrten Speicherprozessen. Dies wird auch dadurch begünstigt, dass Fruchtzucker im Gegensatz zu Traubenzucker zu einer geringeren Sättigung führt.

Damit kann eine erhöhte Zufuhr von Fruchtzucker über einen längeren Zeitraum nicht nur den Bauchansatz und die Unterhautfettschicht anwachsen lassen – ebenso entstehen vielfältige negative Auswirkungen im Stoffwechsel, die im Wesentlichen über eine fruktosebedingte Leberverfettung erklärbar sind: schlechtere Cholesterinwerte und einen schlechteren Zuckerstoffwechsel bis hin zum Diabetes mellitus und einer Schädigung der Gefäße im Sinne einer beschleunigten Arteriosklerose ("Arterienverkalkung"). Diese Effekte führen dann langfristig zu einem erhöhten Risiko insbesondere für Herzinfarkt und Schlaganfall, die in der Schweiz wie in anderen westlichen Ländern die Haupttodesursache darstellen.

Einer Fettleber können Sie am besten mit der Paleo-Ernährung vorbeugen. Sie tun Ihrer Leber etwas sehr Gutes, wenn Sie die schlimmsten Lebergifte vermeiden.

**Das bedeutet, Sie dürfen:**
- keinen oder nur wenig Alkohol trinken
- nicht rauchen
- keine Medikamente einnehmen
- nur wenig Zucker und Fruchtzucker essen
- keine industriell hergestellten pflanzlichen Fette essen
- und müssen regelmäßig genügend schlafen
- chronischen Stress vermeiden
- Bewegung in den Alltag integrieren

**Versuchen Sie neben Paleo-Ernährung eine Leberkur**
Führen Sie ein bis zwei Mal pro Jahr eine Leberkur durch, um Ihrer Leber eine Auszeit zu gönnen. Wir brauchen schließlich auch regelmäßig Ferien, um uns zu erholen und neue Energie zu tanken. Sie werden erstaunt sein, was sich alles verbessern kann, wenn sich die Leber wieder regeneriert.[95] Sie leiden weniger unter:

- schlechtem Mundgeruch
- chronischer Müdigkeit
- Verdauungsproblemen
- Kopfschmerzen
- Gelenkschmerzen
- Ekzemen und Hautunreinheiten
- Verstopfung
- Schlaflosigkeit
- Konzentrationsstörungen
- Reizbarkeit
- dem Stillstand beim Abbau von Körperfett

**So funktioniert die Leberkur**

Eine Leberkur[96] besteht in erster Linie darin, alles zu vermeiden, was Ihrer Leber schadet. Der 4-Stufen-Plan von Anne Baker[97], Nourish Holistic Nutrition, packt die Prävention ganzheitlich an. Sie geht in folgenden Stufen vor:

**Stufe 1**

1. Umweltgifte, die Sie einatmen, eliminieren oder drastisch reduzieren:
   a. Rauch (jeglicher Rauch und natürlich vor allem Zigarettenrauch)
   b. Benzingase
   c. Farb- und Leimgase
   d. Reinigungsmittel
   e. Nagellack und Parfums
2. Reduktion von Giften in Nahrungsmitteln und Getränken:
   a. Alkohol
   b. Konservierungsstoffe
   c. Farbstoffe
   d. Pestizide
   e. Düngemittel
   f. Schwermetalle in großen Fischen
   g. Verschmutztes Wasser
   h. Kosmetikprodukte, die nicht 100 % natürlich sind, enthalten Petroleumbestandteile

## Kosmetikartikel

Die Haut ist das größte Organ im Körper. Alles was Sie auf Ihrer Haut auftragen, wird direkt vom Körper absorbiert. Achtung: Auch Produkte, die den Begriff „biologisch" auf dem Etikett tragen, können giftige Zusatzstoffe enthalten (z. B. Konservierungsstoffe). Wenn Sie das Kosmetikprodukt nicht bedenkenlos essen würden, sollten Sie es auch nicht auf die Haut auftragen.

Leider gibt es nur sehr wenige zu 100 % natürliche Kosmetikprodukte, die Sie kaufen können (z. B. Ringana). Versuchen Sie natives Kokosöl für die Hautpflege und bereiten Sie sich Ihre Cremes, Peelings und Masken mit zum Beispiel Avocado oder Gurken einfach selbst zu.

3. Elektromagnetischen Feldern ausweichen, eliminieren, reduzieren:
   a. Mobiltelefon nicht am Körper tragen, so oft wie möglich auf Flugmodus stellen (nachts unbedingt mindestens 1 Meter vom Bett weg platzieren und auf Flugmodus stellen, besser überhaupt nicht ins Schlafzimmer mitnehmen)
   b. WiFi abstellen, wenn es nicht benutzt wird (vor allem nachts)
   c. Kabellose Festnetz-Telefone vermeiden
   d. Radiologischen Strahlen ausweichen und sich solchen Behandlungen nur unterziehen, wenn es wirklich notwendig ist
   e. Flüge reduzieren oder vermeiden

### Stufe 2: Ernährung umstellen

Gewohnheiten ändern, Nahrungsmittel eliminieren, die der Leber schaden:

- Keine industriell verarbeiteten Produkte
- Keine raffinierten Mehle
- Kein Zucker
- Biologische Nahrungsmittel bevorzugen

- Nahrungsmittel öfter roh essen
- Nahrungsmittel nicht „über"-kochen
- Auf Mikrowelle verzichten
- Keine industriell hergestellten Pflanzenfette
- Kein Fleisch von gemästeten Tieren

**Nahrungsmittel-Allergien und -Intoleranzen**

Nahrungsmittel-Allergien und -Intoleranzen sind ernst zu nehmen. Nahrungsmittel, die Unverträglichkeiten und Allergien auslösen unbedingt meiden. Bei Intoleranzen kann eine temporäre Eliminations-Diät möglicherweise die Sensibilität heilen und das Nahrungsmittel kann wieder in die Ernährung integriert werden.

Empfehlenswerte Tests bei einem Naturheilpraktiker oder Nährstoffexperten durchführen:

- Nahrungsmittel-Allergien
- Pilz-/Candida über Normalbestand
- Schwermetall-Depots
- Parasiten-/Wurmbefall

**Stufe 3**

Gesundheitsfördernde Nahrungsmittel und Nahrungsergänzungen zu sich nehmen. Organe (Leber, Darm etc.) können sich erholen, regenerieren und neue gesunde, kräftige Zellen bilden.

Essen Sie mehr davon:

- Bio-Gemüse (roh und leicht gedämpft), vor allem dunkelgrüne, blättrige Sorten
- Bio-Früchte (täglich 1 bis 2 Portionen)
- fermentierte Nahrungsmittel (nicht pasteurisiertes Sauerkraut und Apfelessig, Kimchi, Kefir etc.)

Ergänzen Sie Ihren Speiseplan mit (aus Nahrungsmittel oder mit Nahrungsergänzung):

- Vitamin K (aus dunkelgrünem blättrigem Gemüse, Alfalfa Sprossen, Eigelb, Rohmilch und Rohmilchbutter von grasgefütterten Kühen)
- Antioxidantien (aus farbigem Gemüse, Chlorella, Spitrulina, Zirtrusfrüchten)
- Selenium (aus Paranüssen, Kelp, Meeresfrüchten, Zwiebeln, Knoblauch)
- Methionine (aus Eiern, Fisch, Zwiebeln, Knoblauch, Fleisch von artgerecht gefütterten und gehaltenen Tieren)
- Essentielle Fettsäuren (aus Meeresfrüchten, Fisch, Lebertran, Fischöl, Avocados, rohen Nüssen, grünem Gemüse, Leinsamen frisch gemahlen, Nachtkerzenöl, schwarzem Johannisbeere-Kernöl, Borretschöl)
- Natürlichen schwefelhaltigen Stoffen (aus Bio-Eiern, Zwiebeln, Eiern, Lauch, Blumenkohl, Brokkoli, Rosenkohl und anderen Kohlarten)

## Fettsäuren

Die Fettsäuren werden in jeder Zelle für die gesunde Zellmembranen benötigt. Für die Leber sind sie besonders wichtig, damit sie alle Funktionen ausreichend ausführen können. Deshalb sind Leberkuren, die vollkommen auf Fett verzichten, nicht zu empfehlen. Wichtig ist, dass Sie nur die gesunden natürlichen Fette zu sich nehmen und die industriell hergestellten Öle (z. B. Margarine, Sonnenblumenöl, Maisöl, Erdnussöl, Sojaöl etc.) strikt vermeiden.

Ebenfalls sind tierische Fettsäuren von gemästeten Tieren nicht zu empfehlen. Durch die Mast mit Getreide verändern sich die Fettsäuren im tierischen Produkt. Tiere, die nicht artgerecht gefüttert werden, sind oft krank und erhalten Medikamente, Antibiotika etc. Rückstände dieser Behandlungen lagern sich in den Fettdepots der Tiere ab. Essen Sie deshalb am besten nur Fleisch von artgerecht gehaltenen und gefütterten Tieren.

**Stufe 4**

Die Leber neu aufbauen und stärken mit Kräutern und Nährstoffen. Diese Maßnahmen sollten Sie mit einem Umweltarzt, Nährstoffexperten oder Naturheilarzt besprechen und dosieren lassen.

Dazu gehören:
- Vitamin B (gesamter Komplex)
- Vitamin C
- Vitamin E
- Beta Carotin
- Extrakt von Mariendistel
- Extrakt von Löwenzahn
- Extrakt von Artischocke
- Gelbwurz (Kurkuma)

# Krebs-Erkrankungen

Die Bezeichnung Krebs ist ein Sammelbegriff für die Gruppe der malignen (bösartigen) Tumorerkrankungen. Ihr gemeinsames Merkmal ist das unkontrollierte Wachstum von Tumorzellen, die (eigenes) gesundes Gewebe verdrängen und zerstören können. Die genauen Ursachen werden immer noch intensiv erforscht. Die Mechanismen führen jedoch letztlich zu einer Störung des genetisch geregelten Gleichgewichts zwischen Zellzyklus (Wachstum und Teilung) und Zelltod (Apoptose). Es dauert zwischen 5 und 10 Jahren bis sich aus bösartigen Krebszellen ein Tumor entwickelt.

**Behandlungsmöglichkeiten bei Krebs**[101]
- Operation: operative Entfernung des Tumors und benachbarter Lymphknoten
- Bestrahlung
  - mit radioaktiven Strahlen
  - mit Röntgen-Strahlen
  - mit Mikrowellen (Aufheizung des betroffenen Gewebes)

■ Medikamentenbehandlung
- Zytostase („Chemotherapie")
- Hormontherapie, z. B. Testosteronentzug beim Prostatakarzinom
- Hemmung des Blutgefäßwachstums (Krebsgewebe lockt Blutgefäße an, in Richtung des Krebsgewebes zu wachsen, um es zu versorgen)
- Immuntherapie (Steigerung der Immunantwort auf die Tumorzellen)

■ Palliative und unterstützende Behandlung
- Besserung des Allgemeinbefindens durch Schmerzbehandlung
- Ausreichende Ernährung –> nährstoffreiche Paleo-Ernährung
- Hemmung des Knochenabbaus
- Steigerung der Blutbildung im Knochenmark

■ Alternative Behandlungsmethoden, dazu zählen
- die Ketogene Ernährung
- intermittierendes Fasten

Dr. Thomas Seyfried[102], amerikanischer Buchautor, sagt, aus medizinischer Sicht sei es unverantwortlich, wenn Ärzte Krebspatienten nicht darauf aufmerksam machen, dass durch eine ketogene Diät und intermittierendes Fasten die Heilung maßgeblich unterstützt werden kann. Diese Maßnahmen lassen sich in jede medizinische Behandlung integrieren.

Eine ketogene Diät, bei der die Kohlenhydrate mit kleinen Mengen an Proteinen und großen Mengen an gesunden natürlichen Fetten ersetzt werden, zum Beispiel aus Avocados, nativem Kokosöl oder Macadamianüssen, ist für alle Menschen empfehlenswert. Diese Ernährungsweise hilft, das Gewicht zu optimieren und fördert generell die Gesundheit.

## Heilungsrate[103]

Die derzeitige Heilungsrate bei Krebs liegt bei ca. 30 bis 40 %, wenn man alle verschiedenen Krebserkrankungen zusammenfasst. Solange eine Krebskrankheit örtlich begrenzt bleibt, sind die Heilungschancen besser, als wenn der Tumor sich bereits in mehreren Organen des Körpers ausgebreitet hat.

Viele Patienten sterben schlussendlich nicht an den Krebszellen/ Tumoren sondern an den Nebenwirkungen von Bestrahlung und Chemotherapie. Diese Behandlungsmethoden sind so radikal, dass sie das körpereigene Immunsystem zerstören. Der Patient wird extrem anfällig auf Viren und Bakterien.

Wichtig für die Entscheidung, welche Behandlungen/Therapien angewendet werden sollen, ist die ganzheitliche Information über alle Methoden (konventionelle und alternative Methoden). Gerade in Deutschland gibt es einige sehr erfolgreiche Kliniken, die Behandlungen anbieten, bei denen keine Nebenwirkungen auftreten und die Heilungschancen hoch sind.

## Hautkrankheiten

Als Hauterkrankungen oder Dermatosen bezeichnet man Erkrankungen der Haut und ihrer Anhangsorgane (Haare, Nägel, Talgdrüsen, Schweißdrüsen). Dabei handelt es sich um nichtinfektiöse und infektiöse Erkrankungen der Haut sowie um gut- und bösartige Hauttumore.

### Ekzem

Ein Ekzem ist eine chronische dermatologische Krankheit, die sich durch Hautausschlag, trockene Haut(stellen), verkrustete und sich ablösende Hautstellen manifestiert. Es handelt sich um eine chronisch-entzündliche Krankheit, bei der die Hautzellen erkranken und Narben zurückbleiben.

**Psoriasis (Schuppenflechten)**
Psoriasis ist eine Autoimmunerkrankung (siehe auch Seite 74), bei der das Immunsystem die eigenen Hautzellen attackiert.

**Akne**
Akne hängt mit einer chronischen Entzündung zusammen, die die Talgdrüsen der Haut in Mitleidenschaft zieht.

**Die Unterschiede bei Ekzemen, Akne oder Psoriasis**
Die Diagnose „Ekzem" erhalten Sie für alle Arten oberflächlicher Entzündungsprozesse, die primär die Epidermis (Oberhaut, äußere Hautschicht) betreffen. Die ersten Anzeichen sind gerötete Hautstellen, Juckreiz, Knötchen und kleine Blasen. Aus den Knötchen und Blasen tritt Flüssigkeit aus, sie verkrusten und Hautpartikel lösen sich ab.

Akne entwickelt sich aus einer Verstopfung der Haarfollikel mit Talk und Keratin (Hornstoffe). Talg wird in der Talgdrüse produziert. Die Vergrößerung der Talgdrüsen und die Zunahme der Talgproduktion verstopfen die Haarfollikel. Dadurch vermehren sich die Akne-Bakterien (Propionibacterium Acnes) in den Poren und das wiederum fördert Entzündungen. Diese Entzündungen zerstören den natürlichen Schutz der Haut und machen die Poren empfänglicher für die Einnistung von schädlichen Bakterien wie Staphylococcus Aureus. Die Entzündungen vergrößern sich und es entstehen die sogenannten größeren und kleineren Pickel.

Psoriasis wiederum manifestiert sich typischerweise an Ellbogen, Knie, Kopfhaut und am Rücken. An den entzündeten Hautstellen entstehen schuppenartige, verkrustete Hautteilchen, die sich ablösen.

**Ursachen**[104]
Ein Ekzem entsteht durch ein hyperaktives Immunsystem. Viele Menschen, die an Ekzemen leiden, leiden auch an Asthma, Pollen- und Nahrungsmittelallergien. Auslöser können sein:

- chemische Reizmittel (Seifen, Shampoos, Kosmetik, Waschmittel, Desinfektionsmittel mit Chlor und Bleichmittel etc.)
- gewöhnliche Umweltreize (Hausstaub, Tierhaare, Pollen, Schimmel, Schuppen etc.)
- extreme Temperaturen (über 26 °C heiße oder kalte Temperaturen unter null Grad, sehr feuchtes oder trocknes Klima, Schweiß)
- mentaler und emotionaler Stress
- Nahrungsmittelunverträglichkeiten (am häufigsten ausgelöst durch Gluten, Milchprodukte, Eier, Mais, Schokolade, Nüsse, Soja)
- Hormone
- übermäßiges Wachstum von Bakterien im Darm
- genetische Vorbelastung

**Wie können Sie Hautkrankheiten heilen?**[105]
Bei Psoriasis, Ekzemen und Akne handelt es sich um chronische Entzündungen durch ein hyperaktives Immunsystem. Indem Sie das Immunsystem beruhigen und es sich damit wieder besser koordinieren lässt, können Hautkrankheiten geheilt werden. Dies können Sie über verschiede Faktoren beeinflussen:

1. Blutzucker stabil halten (Paleo-Ernährung)
2. Vitamin-D-Level kontrollieren und falls notwendig Nahrungsergänzungen einnehmen
3. Darmsanierung und -wiederaufbau mit einer gesunden Darmflora
4. Mitochondrien („Kraftwerke" in unseren Zellen) unterstützen und stärken
5. Glutathione Level prüfen
6. Omega-6- und Omega-3-Verhältnis normalisieren (sollte 2:1 sein -> Paleo- Ernährung)
7. Zink- und Selenium-Level kontrollieren
8. Umweltgifte eliminieren bzw. reduzieren
9. Chronischen Stress reduzieren
10. regelmäßig genügend schlafen

## Glutathione[68]

Glutathione ist das wichtigste Antioxidant in jeder Zelle des Körpers. Es ist wichtig für die einwandfreie Funktion der weißen Blutzellen. Die weißen Blutzellen wiederum kämpfen ununterbrochen gegen freie Radikale und oxidativen Stress im Blut. Niedrige Glutathione-Werte führen zu chronischen Entzündungen und enden oft in Autoimmunerkrankungen.

### Prävention von Hautkrankheiten

Schöne reine Haut ist ein Zeichen von Gesundheit, pflegen Sie Ihr größtes Körperorgan daher gut. Die wichtigsten präventiven Maßnahmen für eine schöne und gesunde Haut können sein:

1. Ernährung nach dem Paleo-Prinzip
2. viel Wasser trinken. Ca. 1,5 bis 2 Liter, je nach Aktivitätslevel und Klima bzw. Temperatur
3. 100 % natürliche Kosmetikprodukte benutzen
4. Regelmäßig genügend schlafen
5. Chronischen Stress reduzieren
6. Viel Bewegung im Alltag
7. Kurze intensive Sonnenbäder nehmen, um genügend Vitamin D zu erhalten
8. Umweltgifte eliminieren bzw. reduzieren

# Verdauungsbeschwerden und -störungen

Verdauungsstörungen[108] werden als unterschiedlich verursachte Störungen der Verdauungsabläufe mit den Symptomen Appetitlosigkeit, Aufstoßen, Völlegefühl, Magendruck, Blähungen, Erbrechen, Verstopfung und Durchfall definiert. Nicht organisch bedingte Verdauungsstörungen werden meist als Dyspepsie bezeichnet – organisch bedingte als Maldigestionssyndrom.

**„All disease begins in the gut"**
**„Der Tod sitzt im Darm"** *Hippocrates*

Hippocrates sagte dies vor über 2.000 Jahren. Erst jetzt erkennen die Wissenschaftler und Mediziner wie Recht er hatte. Forschungen der letzten zwei Jahrzehnte zeigen, dass Darmgesundheit ausschlaggebend für die gesamte Gesundheit ist.

Ein kranker Darm ermöglicht es vielen Krankheiten, sich zu entwickeln: Diabetes, Adipositas, Rheuma, Autismus, Depressionen und chronische Müdigkeit sind nur einige davon.

Dr. Chris Kresser unterteilt die Darmgesundheit in zwei Hauptthemen, die eng miteinander verbunden sind: Darmflora und Darmwände.

**Darmflora**
Im Darm leben ungefähr 100.000.000.000.000 (100 Trillionen) Mikroorganismen. Der menschliche Darm enthält 10 Mal mehr Bakterien als Zellen im gesamten Körper vorhanden sind. Die Darmflora ist für viele Körperfunktionen zuständig:
- Verdauung
- Schutz vor Infektionen
- Regulation des Stoffwechsels
- Immunsystem, denn ca. 80 % der Immunzellen befinden sich im Darm

**Ursachen**
Probleme im Darm können entstehen durch:
- Antibiotika
- Nichtsteroidale Antirheumatika – auch nichtsteroidales Antiphlogistikum oder NSAID – sind Schmerzmittel, die ihrer entzündungshemmenden Wirkung wegen symptombezogen auch zur Rheumatherapie eingesetzt werden
- Hormone wie zum Beispiel die Anti-Baby-Pille

- Zuckerreiche Ernährung, viele Kohlenhydrate, industriell herge-
stellte Produkte
- Ballaststoffarme Ernährung zum Beispiel zu wenig Gemüse
- Ernährungs-Gifte aus pflanzlichen Fetten, künstlichen Zusatzstof-
fen, Gluten etc.
- Chronischer Stress
- Chronische Infektionen

## Darmbarriere

Die Darmwände entscheiden, was dem Körper zugeführt wird und
was wieder über Urin und Stuhl ausgeschieden wird.

Richtig, der Darm ist eigentlich kein Teil vom Körper. Alles was im
Darm ist, ist noch „außerhalb" des Körpers. Der Darm ist ein hohler
Schlauch der beim Mund beginnt und am Anus aufhört. Was in den
Mund kommt und nicht verdaut wird, kommt direkt am andern Ende
wieder raus. Und genau das ist eine der wichtigsten Aufgaben des
Darms: zu verhindern, dass fremde und schädliche Substanzen in
den menschlichen Körper gelangen.

Wenn die Darmwände durchlässig sind (das sogenannte „Leaky
Gut Syndrom"), können große Protein-Moleküle flüchten und in den
Blutstrom gelangen. Da diese Protein-Moleküle nicht ins Blut gehören, fängt das Immunsystem an diese zu attackieren. Kommen lau-
fend solche „feindlichen" Protein-Moleküle ins Blut, ist das Immunsystem dauern hyperaktiv.

Dr. Alessio Fasano, italienischer Gastroenterologe, geht davon aus,
dass genau diese massiven Reaktionen des Immunsystems der
Nährboden für die Entwicklung von Autoimmunkrankheiten ist. Das
bedeutet: Je gesünder Ihr Darm ist, desto besser kann er auch all
die Umweltgifte durch Ihren Körper schleusen. Ist er durchlässig,
gehen die Gifte durch die Darmwände ins Blut und von dort in den
ganzen Körper zu allen Organen.

**Symptome eines durchlässigen Darms**
Ein durchlässiger Darm muss nicht zwingend Schmerzen verursachen. Die Schäden bzw. Krankheiten zeigen sich häufig als Hautprobleme (siehe Ekzem, Psoriais, Akne), Haarausfall, Autoimmunkrankheiten, Rheuma, mentale Beeinträchtigungen, Depressionen und als in vielen anderen Ausprägungen.

**Wie können Sie einen durchlässigen Darm heilen?**
1. Keine Nahrungsgifte essen
   a. Kein Weizen, keine glutenhaltige Nahrungsmittel und Produkte
   b. Keine künstlichen Zusatzstoffe (Aromen, Farbstoffe, Weichmacher, Konservierungsstoffe, Stabilisatoren etc.)
   c. Antibiotika und Medikamente möglichst vermeiden

2. Chronischer Stress reduzieren bzw. eliminieren
   a. Lebensstil analysieren
   b. Anpassungen vornehmen, um chronischen Stress abzubauen
   c. Meditieren
   d. Bewegung im Alltag integrieren
   e. Spaß haben und entspannen
   f. regelmäßig genügend schlafen

3. Gesunde Darmflora aufbauen
   a. Darmreinigung
   b. Darmsanierung
   c. Aufbau einer natürlichen gesunden Darmflora

(Damit Sie diese Maßnahmen effektiv und effizient durchführen können, empfehle ich Ihnen einen Umweltarzt, Nährstoffexperten oder Naturheilarzt zu konsultieren.)

Das können Sie unternehmen, um Ihre Darmflora zu pflegen und eine ausgewogene Zusammensetzung von guten Bakterienstämmen zu fördern:

- Paleo-Ernährung (glutenfrei, ohne Zusatzstoffe etc.)
- Umweltgifte vermeiden
- Immunsystem stärken, um Medikamente und Antibiotika zu vermeiden
- Natürliche nichtpasteurisierte fermentierte Nahrungsmittel essen (Sauerkraut, Kimchi, Kefir etc.)
- Probiotische Nahrungsergänzung einnehmen
- Ballaststoffreiche stärkehaltige glutenfreie Nahrungsmittel essen (Süßkartoffeln, Kartoffeln, Reis, Wurzelgemüse)
- regelmäßig Darm auf Parasiten, Pilzbefall, bakterielle Übersiedelungen prüfen lassen
- Chronischen Stress vermeiden

## Durchlässigen Darm erkennen mit der Zonulin-Bestimmung

Forscher haben ein Protein identifiziert, das die Darmdurchlässigkeit bei Menschen und Tieren begünstigt. Das Protein mit dem Namen Zonulin, wurde besonders häufig und in abnormal hoher Konzentration bei Menschen mit Autoimmunerkrankungen festgestellt.

Bei Tierversuchen konnten Forscher durch die Gabe von Zonulin den Diabetes Typ 1 auslösen

## Depression

Als Depressionen definiert[109] sind Gemütskrankheiten, die mit Traurigkeit, Niedergeschlagenheit, bedrückter Stimmung, Schuldgefühlen und Angst einhergehen. Unbehandelt können diese Gefühle über Monate oder sogar Jahre anhalten.

**Einige Fakten:**

- Depressionen treten bei Menschen aller sozialen Schichten, Kulturen und Nationalitäten auf
- Etwa 20 % aller Menschen erfahren im Laufe ihres Lebens zumindest einmal eine depressive Phase
- Frauen sind doppelt so häufig betroffen wie Männer
- Auch Kinder können an einer Depression leiden
- Nur die Hälfte aller Depressionen wird erkannt
- Etwa 10 % aller schwer Depressiven begehen Selbstmord

Stimmungstiefs sollten nicht mit einer Depression verwechselt werden. Diese sind als normale Gefühlsreaktionen anzusehen, genauso wie Schmerz, Trauer, Enttäuschung und Eifersucht.

## Depressionen

Der amerikanische Osteopath und alternative Heilpraktiker Dr. Joseph Mercola geht davon aus, dass Depressionen unter anderem durch chronische Entzündungen entstehen.[110]

Forscher haben herausgefunden, dass Vitamin-D-Mangel und eine geschädigte bzw. unausgewogenen Darmflora für die mentale Gesundheit besonders schädlich sind. Sind diese beiden Faktoren gesund, können Sie Entzündungen im Körper besser unter Kontrolle halten und Depressionen vermeiden.

Zucker fördert Entzündungen am meisten. Chronische Entzündungen im Körper können kaum unter Kontrolle gebracht werden, solange Zucker regelmäßig konsumiert wird. Außerdem schwächt Zucker die Insulin- und Leptinresistenz und trägt negativ zur geistigen Gesundheit bei. Zucker unterdrückt die Aktivität des wichtigen Wachstumshormons BNDF (Brain Derived Neutrophobic Factor), das die gesunden Hirnneuronen fördert.

## Mit gesunder Ernährung Depression heilen

Eine Ernährung aus natürlichen unverarbeiteten Nahrungsmitteln nach der Paleo-Ernährung ist der beste Schlüssel, um Depressionen zu heilen. Wenn Sie unter Depressionen, Stimmungsschwankungen oder Melancholie leiden, unternehmen Sie folgendes:

- Richten Sie Ihren Speiseplan nach der Paleo-Ernährung aus
- Reduzieren Sie Kohlenhydrate
- Gleichen Sie Nährstoffmängel aus
- Verbessern Sie Ihre Darmgesundheit
- Bewegen Sie sich regelmäßig
- 2 bis 3 kurze intensive Fitnesstrainings pro Woche

Forschungen haben einen klaren Zusammenhang zwischen Inaktivität und Depressionen aufgezeigt.[113] Frauen, die mehr als sieben Stunden pro Tag sitzen, haben ein 47 % höheres Risiko an einer Depression zu erkranken, als Frauen, die vier Stunden oder weniger am Tag sitzen. Bei Frauen, die überhaupt keine physische Aktivität ausübten, sah man ein 99 % höheres Risiko für die Entwicklung einer Depression.

Viel Bewegung wie spazieren gehen, Radfahren, wandern, tanzen und Fitnesstrainings sind die effektivsten Hilfen, damit Sie Depressionen verhindern. Leider wird diese Therapie noch viel zu wenig wahrgenommen und Medikamenten den Vorzug gegeben. Deshalb ist Bewegung so wichtig, um Depressionen zu verhindern oder zu heilen:

- Insulinresistenz kann normalisiert werden
- „Feel Good"-Hormone und Neurotransmitter werden aktiviert
- Gifte werden aus dem Körper geschwitzt
- Fördert die Neurogenese[114] (Fähigkeit des Hirns Gehirnzellen zu adaptieren und wachsen zu lassen)

Zucker behindert die Neurogenese, Sport und Bewegung fördert die Neurogenese. Auch Meditation ist ein hilfreiches Mittel, um Ihre geistige Gesundheit zu fördern.[115] Das Gedächtnis und die Lernfähigkeit werden dabei verbessert, Angstgefühle vermindert und Sie fühlen sich entspannter.[116]

**Prävention**[117]

Mit der Paleo-Ernährung können Sie Depressionen merklich lindern. Beachten Sie außerdem folgende Maßnahmen in Ihrem Tagesplan:

- Regelmäßiges Sonnenbaden oder Vitamin-D-Nahrungsergänzung
- Regelmäßige Einnahmen von Omega-3-Fettsäuren über die Paleo-Ernährung oder mit Supplementen
- Omega-6-Fettsäuren vermeiden
- Bewegung im Alltag einbauen (10.000 Schritte täglich)
- 2 bis 3 Fitnesstrainings pro Woche (kurz und intensiv)
- Regelmäßig genügend schlafen
- Entspannung in den Alltag einbauen (Meditation, malen, singen etc.)
- Regelmäßig Blut auf Entzündungen und Nährstoffmängel kontrollieren

# Mit Paleo Entzündungen vermeiden und Lebenserwartung steigern

Es gibt ein bestimmtes Merkmal, das bei vielen Erkrankungen auftaucht: Entzündungen. Sie tragen einen großen Teil an Ihrer Gesundheit und gegen diese Entzündungen können Sie etwas unternehmen. Denn das Geheimnis, um gesund zu bleiben und über hundert Jahre alt zu werden, liegt darin, Entzündungen in Ihrem Körper gar nicht erst entstehen zu lassen. Und das schaffen Sie mit Paleo-Ernährung, Bewegung, ausreichend Schlaf und möglichst wenig Stress.

### Entzündungen im Körper vermeiden[118]

Verantwortlich dafür sind die sogenannten Telomere. Bei den Telomeren handelt es sich um Zellen im Körper, die beeinflussen, wie schnell Ihre Zellen altern. Je länger sich diese Telomere im Körper halten, desto älter werden Sie. Das wurde durch ein Team von Experten an der Newcastle Universität und der Keio Universität Tokyo herausgefunden. Sie haben erforscht, welche biologischen Faktoren und pathologischen Prozesse die wichtigsten sind, um gesund zu bleiben und sehr alt zu werden.

Die Forscher haben bei verschiedenen Gruppen von Menschen die hundert Jahre und älter waren, diverse Gesundheitsmerkmale gemessen. Das Forscherteam erwartete, dass die Telomeren sich verkürzt hätten, was ein typisches Merkmal von älteren Menschen ist. Sie stießen aber auf Telomere, wie sie normalerweise bei Menschen um die sechzig Jahre üblich sind. Professor Thomas von Zglinicki, ein Experte der Newcastle University, hat festgestellt, dass Hundertjährige und Über-Hundertjährige ganz anders sind, da sie langsamer altern. Sie können Krankheiten viel länger hinauszögern als der Rest der Bevölkerung, was an der Telomeren-Länge lag.

**You change for two reasons.**
**Either you learn enough that you want to or you have been hurt enough that you have to.** *(Unknown)*

**„Sie ändern sich aus zwei Gründen:**
**Entweder Sie haben genug gelernt darüber und wollen sich**
**(ver)ändern oder es ist derart schmerzhaft, dass Sie etwas**
**ändern müssen." *(Unbekannt)***

# Ihr persönlicher Paleo-Mahlzeitenplan

## Das sollten Sie über die Mahlzeitenpläne wissen

### Menge

Kalorienmenge und Größe der Portionen sind nicht relevant. Wichtig ist, dass Sie zu jeder Mahlzeit Proteine und natürliche Fette essen. Und, dass Sie nicht nur von einzelnen Bestandteilen der Mahlzeit, sondern vom ganzen Gericht essen.

Isolierte Kohlenhydrate wie in Früchten, Brot oder Süßigkeiten sollten Sie vermeiden.

Legen Sie Wert auf gute Qualität und vor allem auf frische Produkte.

Jeweils nach der Morgen- und Mittagsmahlzeit sollten Sie bis zu 4 Stunden satt und zufrieden sein. Haben Sie früher schon wieder Hunger, können Sie einen Snack essen oder auch die Portionen der Mahlzeiten vergrößern.

### Empfehlenswerte Snacks:

- 1 hartgekochtes Hühnerei (PB/LC)
- Ca. 40 g Trockenfleisch und Gemüse (PB/LC)
- 10 – 15 Macadamianüsse
- Kaffee-Drink, Rezept Seite 133 (PB/LC) nur vormittags
- 1 Paleo-Keks, Rezept Seite 175 (PB/LC/AIP)
- 30 g Rohmilch-Hartkäse (PB/LC)
- ca. 15 Oliven (PB/LC/AIP)
- ½ bis 1 ganzen Smoothie gemäß Rezepten ab Seite 130 (PB/LC/AIP)
- 1 halbe Knusper-Avocado gemäß Rezept Seite 125 (PB/LC/AIP)
- ½ Morgen-, Mittags- oder Abendmahlzeit gemäß Rezepten ab Seite 122

## Vermeiden Sie als Snack:

- Früchte
- Fruchtsäfte
- Frucht-Joghurt
- Brot und Gebäck
- Süßigkeiten
- Energydrinks
- Softdrinks, wie Cola

Sind die Portionen in den Rezepten zu groß für Sie, können Sie aus zwei Portionen drei Mahlzeiten machen. Auch steht es Ihnen frei beim nächsten Mal die Mengen im Rezept zu verkleinern oder eben zu vergrößern. Achten Sie aber darauf, dass die Verhältnisse aller Zutaten zueinander gleich bleiben.

**Qualität der Nahrungsmittel**

## Auswahl- und Qualitätskriterien

Die wichtigsten Kriterien der Paleo-Ernährung sind natürliche, unverarbeitete, regionale, saisonale und biologische Nahrungsmittel.

Die Nahrungsmittel können roh gegessen werden, das müssen sie aber nicht. Geeignete Nahrungsmittel, die Sie roh essen können, sind: Gemüse, Früchte, Fleisch, Fisch, Geflügel, Eier, Nüsse und Samen. Diese Lebensmittel sind für unseren Körper und unsere Verdauung am besten geeignet.

Nahrungsmittel – besser gesagt „essbare Produkte", die Sie nicht essen sollten, sind: verarbeitete Produkte mit künstlichen Zusatzstoffen (Farbstoffe, Aromen, Stabilisatoren, Weichmacher) Getreide, industriell hergestellte Pflanzenfette, Zucker, künstliche Zucker und verarbeitete Milchprodukte.

**In einen „grauen Bereich" (den sogenannten „Ja, wenn-Bereich")
fallen folgende Nahrungsmittel:**

- Rohmilch und Rohmilchprodukte, wie Rohmilch-Käse
  - Ja, wenn Sie Laktose und Milchprotein einwandfrei verdauen können und keine Beschwerden davon bekommen.
  - Nein, wenn Sie Beschwerden von diesen Produkten davontragen (z. B. Blähungen, Durchfall, Verstopfung, Bauchschmerzen, Übelkeit, Hautprobleme, Migräne, diffuse Kopfschmerzen oder Konzentrationsschwierigkeiten).
- Glutenfreie Getreide, wie Reis, Amarant oder Quinoa
  - Ja, wenn Sie viel Energie benötigen und sich intensiv bewegen.
  - Ja, wenn Sie Gewicht zulegen möchten.
  - Nein, wenn Sie Körperfett abbauen wollen.
  - Nein, wenn Sie an bestimmten Krankheiten leiden (siehe Krankheitsbilder Seite 53).
- Kartoffeln
  - Ja, wenn Sie viel Energie benötigen und sich intensiv bewegen.
  - Ja, wenn Sie Gewicht zulegen wollen.
  - Nein, wenn Sie Körperfett abbauen wollen.
  - Nein, wenn Sie an einer Autoimmunkrankheit leiden.
- Hülsenfrüchte
  - Ja, wenn Sie davon keine Beschwerden bekommen -> Gasbildung ist auf jeden Fall ein Zeichen, dass Sie Hülsenfrüchte nicht einwandfrei verdauen können.
- Honig in kleinen Mengen
  - Ja, wenn Sie ihn in nur kleiner Menge verzehren, denn auch Honig ist Zucker, selbst wenn es sich um ein Naturprodukt handelt.
- Schokolade
  - Ja, wenn Sie sie in nur kleinen Mengen und mit einem hohem Kakaogehalt (mindestens 70 %) genießen.

**Immer und ausschließlich Paleo?**

Sie müssen sich nicht strikt an den Plan halten. Er soll Ihnen eine Idee geben, wie Sie sich nach Paleo ernähren können.

Probieren Sie neue Kombinationen aus und spielen Sie mit Kräutern und Gewürzen. Kaufen Sie Gemüse der Saison und achten Sie auf biologische Qualität. Haben Sie Spaß in der Küche. Je einfacher und elementarer Sie kochen, umso mehr kommt der Eigengeschmack der Nahrungsmittel zum Vorschein. Essen Sie bewusst und finden Sie heraus, welche Kombinationen Ihnen schmecken.

### Ausnahmen bestätigen auch bei Paleo die Regel

Aber …

Halten Sie sich zu 80 % strikt an die Regeln. Ab und zu ist zwar eine Ausnahme erlaubt, aber nur, wenn Sie gesund und voller Energie sind und Ihr Wunschgewicht auf der Waage und am Hosenbund Ihren Vorstellungen entspricht.

Solange Sie aber dem Autoimmun-Protokoll folgen, gibt es leider keine Ausnahmen.

Der Low-Carb-Paleo-Plan gibt Ihnen an ein bis zwei Abenden pro Woche die Möglichkeit glutenfreie Kohlenhydrate zu essen. So können Sie den Körperfettabbau aufs Neue aktivieren. Sie werden mehr Erfolg haben, wenn Sie sich an den Plan halten und nur wenig Ausnahmen machen.

## Die Paleo-Basis-Ernährung (PB)

Paleo bedeutet eine „menschengerechte" Ernährung zu sich zu nehmen, damit Sie gesund, zufrieden und voller Energie Ihr Leben genießen können. Die Ernährung beugt Stoffwechselerkrankungen vor, unterstützt Ihre Darmflora und fördert eine effektive Verdauung. Mit Paleo nehmen Sie ausreichend Nährstoffe zu sich, um Ihrem Körper alle notwendigen Baustoffe für Regeneration und Reparatur zur Verfügung zu stellen. Sie haben wieder Energie und Lust sich zu bewegen, fühlen sich wohl, schlafen gut, sind morgens gut gelaunt und freuen sich auf den neuen Tag mit schmackhaften und sättigenden Mahlzeiten.

## Keine Kohlenhydrate zum Frühstück

Bei allen drei Mahlzeitenplänen gibt es keine oder nur sehr wenig Kohlenhydrate zum Frühstück. Morgens braucht der Körper Fett und Protein, um optimal zu funktionieren. Kohlenhydrate dagegen machen müde und sind für den Abend besser geeignet.

Viele Menschen setzen sich einem Zucker-Teufelskreis aus, wenn sie bereits zum Frühstück Kohlenhydrate essen. Der Körper verlangt dann den ganzen Tag über bis zum Abend Zucker. Warten Sie möglichst lange, bis Sie Zucker bzw. Kohlenhydrate essen. Sie werden mehr Energie haben und konzentrierter Arbeiten können.

## Ihr Paleo-Low-Carb-Plan (LC)

Der Paleo-Low-Carb-Plan hilft Ihnen beim Körperfettabbau. Low Carb bedeutet weniger Kohlenhydrate zu essen. Die Paleo-Grundsätze bleiben die gleichen. Sie reduzieren dabei die stärkehaltigen Kohlenhydrate wie Süßkartoffeln, Kartoffeln, Reis und Früchte. Aber bei den Proteinen und Fetten bleibt alles gleich. Sie können mehr Gemüse essen, um das Volumen Ihrer Mahlzeiten zu erhöhen.

Einmal pro Woche dürfen Sie einen Nachmittag und Abend die Kohlenhydrat-Zufuhr stark erhöhen. Das unterstützt Ihren Fettabbau aus zwei Gründen:

- Das Hormon Leptin wird aktiviert und Ihr
- Stoffwechsel wird auf Hochtouren gebracht.

Mit dieser Maßnahme verhindern Sie, dass Heißhungerattacken aufkommen und Sie außerplanmäßig nach Süßigkeiten greifen. Aber was und wie viel essen Sie bei Ihrer kohlenhydratreichen Mahlzeit?

- Fangen Sie mit einem Snack am Nachmittag an, zum Beispiel einer Banane
- Das Abendessen können Sie mit einer guten Portion Kartoffeln, Süßkartoffeln, Reis oder Reisnudeln (glutenfreie Kohlenhydrate!) aufstocken
- Genießen Sie als Nachspeise Früchte, Schokolade oder eine Nachspeise aus den Rezepten ab Seite 170

Sie können die kohlenhydratreiche Mahlzeit auch im Restaurant einnehmen, hier ist Sushi eine gute Wahl.

Je näher Sie Ihrem Wunschgewicht kommen, desto öfter können Sie eine kohlenhydratreiche Abendmahlzeit essen.

## Paleo-Autoimmun-Protokoll (AIP)

Sie müssen die zahlreichen Einschränkungen nicht Ihr Leben lang einhalten. Das Paleo-Autoimmun-Protokoll ist nach einer sogenannten Eliminations-Diät ausgerichtet und ist gut geeignet, um temporär Ihre Gesundheit zu verbessern und zu stabilisieren.

Je nach ihrer persönlichen Gesundheits- bzw. Krankheitssituation müssen Sie dieses Protokoll länger oder kürzer einhalten. Empfehlenswert ist aber eine strikte Einhaltung von mindestens 30 bis 60 Tagen. Wenn Sie eine deutliche Verbesserung spüren, können Sie einzelne Nahrungsmittel nacheinander wieder auf Ihren Speiseplan zurückbringen. Es kann aber auch gut sein, dass Sie das Autoimmun-Protokoll länger durchhalten müssen.

Ein geschwächter oder durchlässiger Darm kann bis zu 6 Monate oder länger benötigen, um zu heilen. Bei starken Verdauungsbeschwerden und nachhaltigen Schäden im Darm, empfehle ich Ihnen mit einem Umweltarzt oder spezialisierten Naturheilarzt zusammen zu arbeiten. Vor und im Verlauf des Heilungsprozesses, sollten Sie regelmäßige Tests durchführen, um den aktuellen Stand Ihres Darms und der Darmflora im Auge zu behalten. Falls Sie wissen, dass Sie eines oder mehrere Nahrungsmittel auf der AIP-Liste nicht vertragen, dann bitte diese(s) auch weglassen.

Fühlen Sie sich nach einer Woche nicht wirklich wohler mit dem Autoimmun-Protokoll, sind möglicherweise Fruchtzucker, FODMAPs (siehe Infokasten), Kohlenhydrate oder Kreuzreaktionen von anderen Nahrungsmitteln die Ursache.

## Wiedereinführung von Nahrungsmitteln

Haben Sie das Autoimmun-Protokoll über mehrere Wochen oder Monate eingehalten und fühlen sich bereit, einzelne Nahrungsmittel wieder auf Ihren Speiseplan mit aufzunehmen? Dann beginnen Sie mit einzelnen Nahrungsmitteln ganz langsam und essen Sie nur an einem Tag davon. Dann warten Sie die Reaktion Ihres Körpers einfach ab. Beobachten Sie sich am Tag der Einführung und an den zwei darauffolgenden Tagen. Reaktionen können bis zu drei Tage verzögert auftreten.

Bemerken Sie keine negativen Reaktionen, verfahren Sie auf dieselbe Weise mit anderen Lebensmitteln. Haben Sie dagegen negative Reaktionen, wie Verdauungsbeschwerden, Kopfschmerzen, Hautausschläge, gestörte Nachtruhe oder Konzentrationsschwächen, müssen Sie dieses Nahrungsmittel weiter meiden und können es zu einem späteren Zeitpunkt erneut testen.

### FODMAP

Bestimmte Zuckerarten können Auslöser vieler Verdauungsbeschwerden sein. Es handelt sich dabei um die „Fermentierbare

Oligo-, Di- und Monosaccharide sowie Polyole" – abgekürzt: FOD-MAP. Diese Zuckerarten haben die Fähigkeit und Tendenz, in unseren Därmen zu fermentieren und somit Blähungen und Durchfall hervorzurufen.

- Oligosaccharide: Fruktane (FOS), Weizen, Roggen, Zwiebeln, Knoblauch und Galaktane (GOS), Hülsenfrüchte, Kichererbsen
- Disaccharide: Sukrose, Maltose und Laktose
- Monosaccharide: Fruktose, Glukose und Galaktose
- Polyole: Sorbit, Mannit, Xylitol, Malitol (Zuckeraustauschstoffe)

## Gluten Kreuzreaktion[78]

Durch die Schädigungen im Darm aufgrund der Gluten-Sensibilität können sich mit der Zeit auch gegen andere Lebensmittel bestimmte Neigungen entwickeln. Es handelt sich dabei um eine Immunreaktion auf bestimmte Aminosäuren, die eine dem Gluten ähnliche Struktur haben. Das ist der Grund warum einige Menschen nach dauerhaftem Glutenkonsum auch auf andere Lebensmittel stark reagieren.

Die typischen Lebensmittel für eine Kreuzreaktion mit Gluten sind:

| | |
|---|---|
| – Milch | – Hanf |
| – Soja | – Tapioka |
| – Hefe | – Kaffee |
| – Amarant | – Sesam |
| – Buchweizen | – Quinoa |
| – Schokolade | – Reis |
| – Kartoffeln | – Mohrenhirse |
| – Hirse | – Eier |

Dieser Ernährungsplan ist kein Heilmittel für jeden und für jede Krankheit. Aber es ist ein Startpunkt, um herauszufinden, wie Ihre individuelle Ernährung für ein Wohlgefühl und gute Gesundheit aussehen sollte.

| Plan | Paleo Basic (PB) | |
|---|---|---|
| | **Morgen-Mahlzeit** | **Mittags-Mahlzeit** |
| Tag 1 | Bananen-Schoko Smoothie | Thunfisch-Burger |
| Tag 2 | Reste | Leber (Rind) Chimichurri Brokkoli |
| Tag 3 | Ofen-Pfannkuchen pikant | Thunfischsalat |
| Tag 4 | Reste | Schweinekotelett mit Salbei |
| Tag 5 | Avocado Boot | Gemüse-Gratin |
| Tag 6 | Reste | Kebab in der Box |
| Tag 7 | Lachs mit Rührei und Avocado | Pilzpfanne |
| **Plan** | **Paleo-Low-Carb (LC)** | |
| | **Morgen-Mahlzeit** | **Mittags-Mahlzeit** |
| Tag 1 | Kaffee-Drink | Rinder-Burger |
| Tag 2 | Ofen-Pfannkuchen pikant | Cesar Salat mit Hähnchen |
| Tag 3 | Reste | Rinder Carpaccio mit Salat |
| Tag 4 | Avocado Boot | Gemüse Gratin |
| Tag 5 | Lachs mit Rührei und Avocado | Crevetten in Prosciutto |
| Tag 6 | Reste | Griechischer Salat |
| Tag 7 | Heidelbeer-Smoothie | Lammkotelett mit Chimichurri Soße |
| **Plan** | **Paleo-Autoimmun-Protokoll (AIP)** | |
| | **Morgen-Mahlzeit** | **Mittags-Mahlzeit** |
| Tag 1 | Heidelbeer-Smoothie | Hähnchen-Burger |
| Tag 2 | Lachsrolle | Schnitzel/Steak natur vom Grill |
| Tag 3 | Reste | Lachs Ceviche |
| Tag 4 | Ofen-Pfannkuchen süß | Cesar Salat mit Shrimp |
| Tag 5 | Kürbis Lebkuchen Smoothie | Leber (Hähnchen) Chimichurri Brokkoli |
| Tag 6 | Reste | Rosenkohl im Speckmantel |
| Tag 7 | Avocado Boot | Pilzpfanne |

| | **Dessert** | | |
|---|---|---|---|
| | Kastanien-Brownie | low carb | AIP |
| | Melonen-Eis | | AIP |
| | Bayrische Kokoscreme | low carb | AIP |
| | Beerenschale | low carb | AIP |
| | Florentiner | low carb | kein AIP |
| | Paleo-Keks | | AIP |
| | Schokolade | | kein AIP |
| | Ofen-Pfannkuchen süß (halbe Portion) | | AIP |
| | Knusper-Avocado | low carb | AIP |
| | kein Rezept – Restaurant Mahlzeit und/oder selbst zusammenstellen | | |

**Paleo Basic (PB)**

| Beilage | Abend-Mahlzeit | Nachspeise (optional) | |
|---|---|---|---|
| Rösti | Currygericht mit Hähnchen | Blumenkohlreis | |
| Süßkartoffel-Pommes | Bolognese-Soße | Reis- oder Gemüsenudeln | |
| | Ochsenschwanz | | |
| Püree | Reispfanne mit Ei | | |
| | Rindertartar | Pommes | |
| | Lachsrolle | Reis oder Blumenkohlreis | |
| Blumenkohlreis | Zürcher Geschnetzeltes | Rösti | |

**Paleo-Low-Carb (LC)**

| Beilage | Abend-Mahlzeit | Nachspeise (optional) | |
|---|---|---|---|
| Blattsalat | Zucchini-Nudeln Carbonara | | |
| | Curry-Crevetten | Blumenkohlreis | |
| | Pilzpfanne | Püree | |
| | Sashimi mit Algensalat | | |
| Püree | Gemüse-Blumenkohl-Reispfanne mit Ei | | |
| | Lachsrolle | Blumenkohlreis | |
| Rösti | große Portion Reis mit Lachs | Brownie mit Eiscreme | KH-Abend |

**Paleo-Autoimmun-Protokoll (AIP)**

| Beilage | Abend-Mahlzeit | Nachspeise (optional) | |
|---|---|---|---|
| Rösti | Fischfilet mit Kräutersoße | Röstgemüse | |
| Gemüse und Salat | Süßkartoffel-Nudeln mit Tomatensoße | | |
| Avocado Gurken Salat | Karottensuppe | | |
| | Zucchininudeln mit Hähnchen-Bolognese | | |
| Süßkartoffel-Pommes | Lachs | Blumenkohlreis | |
| Püree | Zürcher Hähnchen-Geschnetzeltes | Blumenkohlreis | |
| Blumenkohlreis | Thunfischsalat | | |

| | Snacks | | |
|---|---|---|---|
| | Macadamien | low carb | kein AIP |
| | Trockenfleisch mit Cherrytomaten | low carb | AIP |
| | Kaffee-Drink (nur vormittags) | low carb | AIP |
| | Paleo-Keks | | AIP |
| | Rohmilch-Hartkäse | low carb | kein AIP |
| | Oliven | low carb | AIP |
| | Smoothies | low carb | AIP |
| | Hühnerei hartgekocht | low carb | kein AIP |
| | Knusper-Avocado | low carb | AIP |

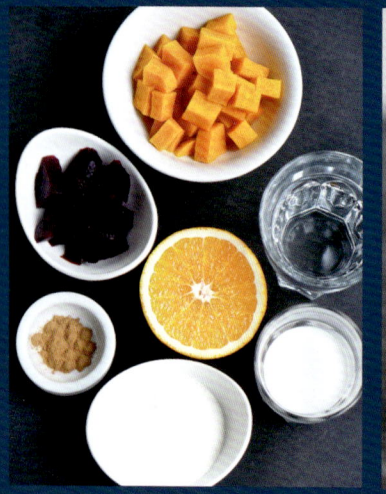
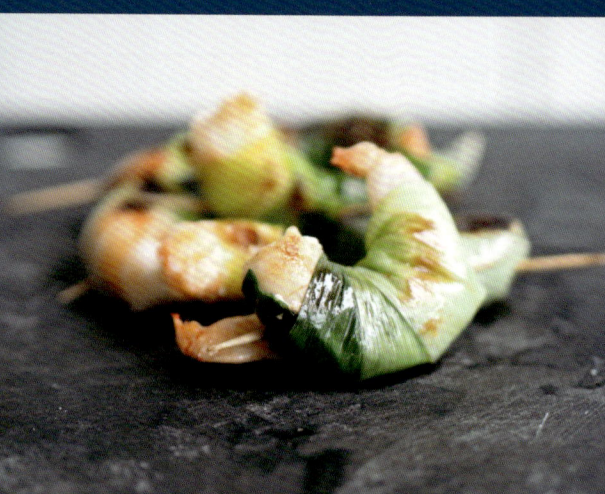
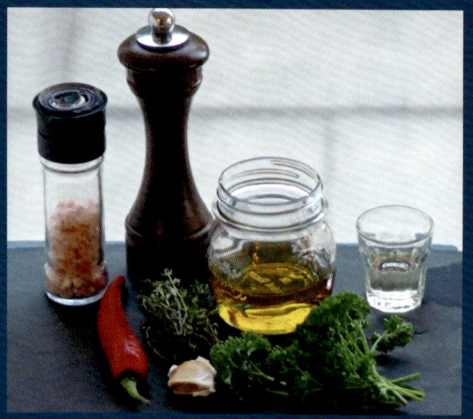
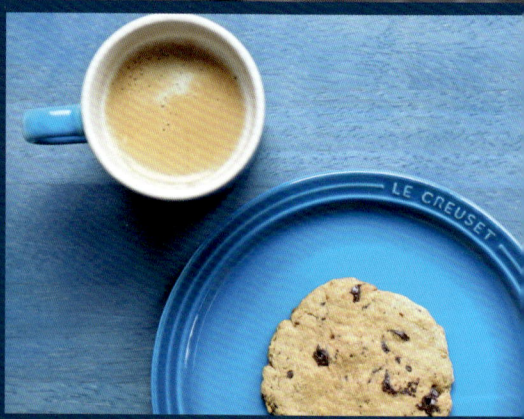
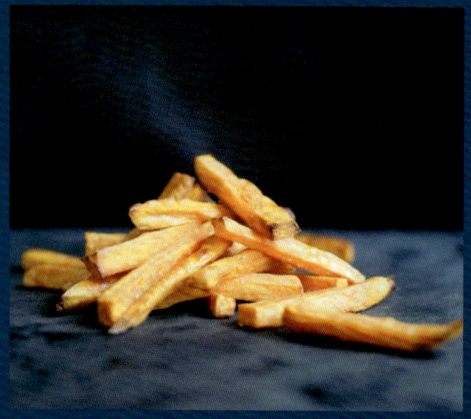
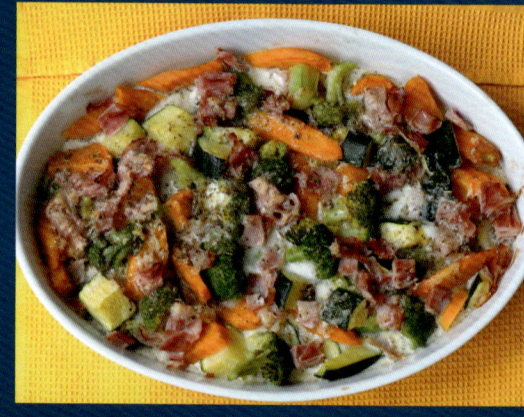

# Paleo Rezepte für Ihre Gesundheit

Die Rezepte wurden für Sie nach folgenden Kriterien zusammengestellt:
- Geschmack: Die Gerichte sollen Ihnen schmecken
- Einkauf: Die Nahrungsmittel können Sie größtenteils im Supermarkt, auf dem Markt oder beim Bauern bzw. direkt beim Produzenten einkaufen
- Bezugsquellen: Nur wenige Zutaten sind aus dem Reformhaus oder aus Spezialitätengeschäften
- Handhabung: Die Rezepte sind einfach nachzukochen
- Zeit: Viele Rezepte sind innerhalb einer halben Stunde zubereitet

**Tipp für Reste und doppelte Portionen**
Kochen Sie doppelt so viel, wie Sie essen und Sie haben im gleichen Zeitaufwand die Mahlzeit für den nächsten oder übernächsten Tag gekocht. Sie können die meisten Gerichte im Kühlschrank einige Tage aufbewahren. Auch einfrieren ist bei vielen Rezepten möglich.

Auf den folgenden Rezeptseiten bekommen Sie leckere Tipps für Ihren persönlichen Paleo-Speiseplan.

Immer dort, wo Sie die Zeichen **PB** (für Paleo-Basis-Ernährung), **LC** (für Low Carb) oder **AIP** (für Autoimmun-Protokoll) sehen, können Sie einzelne Nahrungskomponenten austauschen oder weglassen, weglassen oder für Ihren Speiseplan unverändert übernehmen.

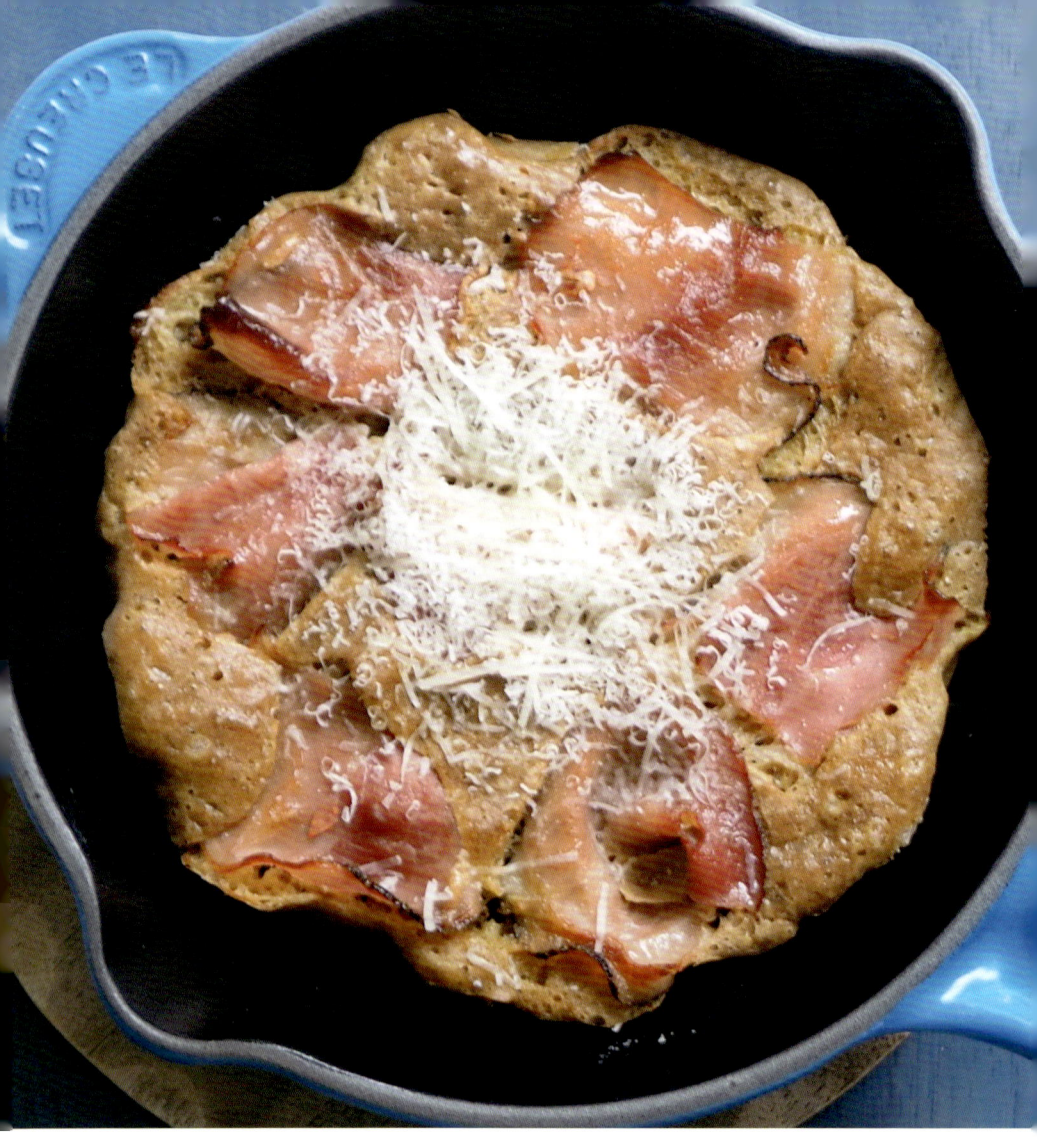

# Frühstück á la Paleo

Der Morgen beginnt mit einem guten Frühstück. Damit Sie sich nicht eingeschränkt fühlen, können Sie die folgenden Rezepte selbstverständlich zu jeder Tageszeit essen. Lösen Sie sich ruhig ein wenig von dem typischen und bekannten Frühstücksverhalten hierzulande. In Asien beispielsweise essen viele Menschen morgens Suppe. Scheuen Sie sich nicht, auch mal eine neue Frühstücksvariante auszuprobieren.

## Ofen-Pfannkuchen pikant

| PB |
|---|

2 Portionen

### Zutaten
2 Eier
125 ml Kokosmilch oder Mandelmilch
60 g Maniokmehl (siehe Seite 179)
1 Prise Salz
½ TL Backnatron
30 Parmesan gerieben (optional)
frische Kräuter, gewaschen und fein geschnitten
50 g Bio-Schinken gekocht

### Zubereitung:
Backofen auf 200 °C erhitzen und Backblech oder -pfanne mit Backpapier auslegen oder großzügig mit Butter bestreichen. In einer Schüssel die Eier verquirlen, Kokosmilch, Salz und Maniokmehl dazugeben und gut vermischen. Zum Schluss noch den geriebenen Käse und die Kräuter unter den Teig mischen, der dann 15 Minuten stehend quellen sollte. Verteilen Sie den Schinken auf dem Backblech und geben Sie den Teig darüber. Abschließend 20 bis 30 Minuten im unteren Drittel des Backofens backen bis der Teig fest und goldbraun ist.

**LC**
– Maniokmehl durch 20 g Kokosmehl ersetzen (siehe Seite 179)

**AIP:**
– Eier durch eine Banane ersetzen
– Zusätzlich 50 g Collagen in den Teig mischen, um den Proteingehalt zu erhöhen
– Schinken durch Hähnchenbrust ersetzen
– Parmesan weglassen

## Ofen-Pfannkuchen süß

| PB |
|---|

2 Portionen

### Zutaten
2 Eier
125 ml Kokosmilch oder Mandelmilch
60 g Maniokmehl (Seite 179)
1 Prise Salz
½ TL Backnatron
30 g Collagen (Seite 179)
100 g Früchte, in Spalten geschnitten

### Zubereitung
Backofen auf 200 °C erhitzen und Backblech oder -pfanne mit Backpapier auslegen oder großzügig mit Butter bestreichen. In einer Schüssel die Eier verquirlen, Kokosmilch, Salz und Maniokmehl dazugeben und gut vermischen.
Den Teig nun 15 Minuten quellen lassen. Jetzt den Teig auf dem Backblech verteilen, Früchte darüber streuen und für 20 bis 30 Minuten im unteren Drittel des Backofens backen bis der Teig fest und goldbraun ist.

**LC**
– Maniokmehl durch 20 g Kokosmehl ersetzen

**AIP:**
– Eier durch eine Banane ersetzen
– Zusätzlich 50 g Collagen in den Teig mischen, um den Proteingehalt zu erhöhen

# Rührei mit Lachs und Avocado

**PB/LC**

2 Portionen

## Zutaten
200 g geräucherter Lachs
3 Eier
1 TL Bratbutter
½ Avocado
frische Kräuter
Meersalz, Pfeffer

## Zubereitung
Kräuter waschen, trocken tupfen und fein schneiden. Avocado aus der Schale lösen und in Streifen schneiden. Die Eier in einer Schüssel verquirlen und die Bratbutter in einer Pfanne auf mittlerer Hitze erwärmen. Eier in der heißen Butter ca. eine Minuten zum Rührei braten, wobei es noch leicht flüssig sein sollte. Durch die Restwärme wird das Ei restlich durchgegart. Richten Sie das Ei zusammen mit Lachs und Avocado auf dem Teller an und bestreuen Sie das Gericht mit ein paar frischen Kräutern wie zum Beispiel Schnittlauch oder Petersilie, je nach Geschmack.

**AIP:**
– Eier weglassen und Lachs mit Avocado, Salat und Avocado-Mayo servieren

## Lachsrolle
**PB/LC/AIP**

2 Portionen

### Zutaten
300 g geräucherter Bio-Lachs, in Scheiben geschnitten
1 Avocado
100 g Salatgurke
einige Salatblätter, gewaschen
1 TL Wasabipaste oder frisch geriebener Meerrettich
Schnittlauch oder Koriander frisch
Meersalz

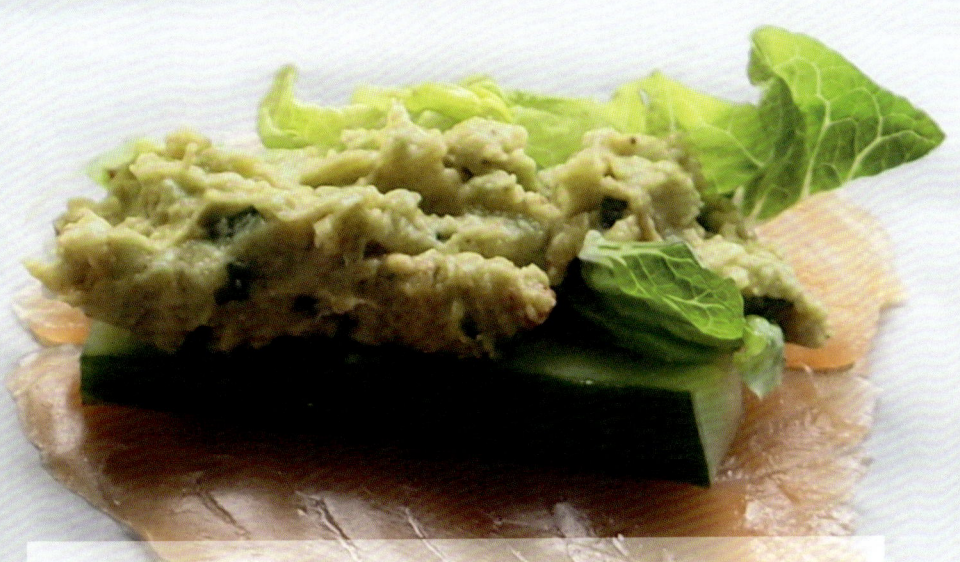

**Zubereitung**

Die Avocado halbieren, den Stein entfernen und aus der Schale lösen. Schnittlauch oder Koriander waschen, trocken tupfen und klein schneiden. Zum Schluss noch die Salatgurke schälen, halbieren, entkernen und längs in Streifen schneiden. Nun die Avocado zusammen mit den Kräutern, dem Wasabi und dem Meersalz vermischen.

Lachsscheiben flach auslegen und mit Salatblättern, Gurkenstreifen und einem Esslöffel Avocado-Creme belegen. Den Lachs vorsichtig aufrollen und leicht andrücken.

**Serviervorschlag:**
– Perfekt zum Frühstück oder als LC-Mahlzeit (ohne weitere Beilagen)
– Zusammen mit Reis oder Blumenkohl-Reis servieren

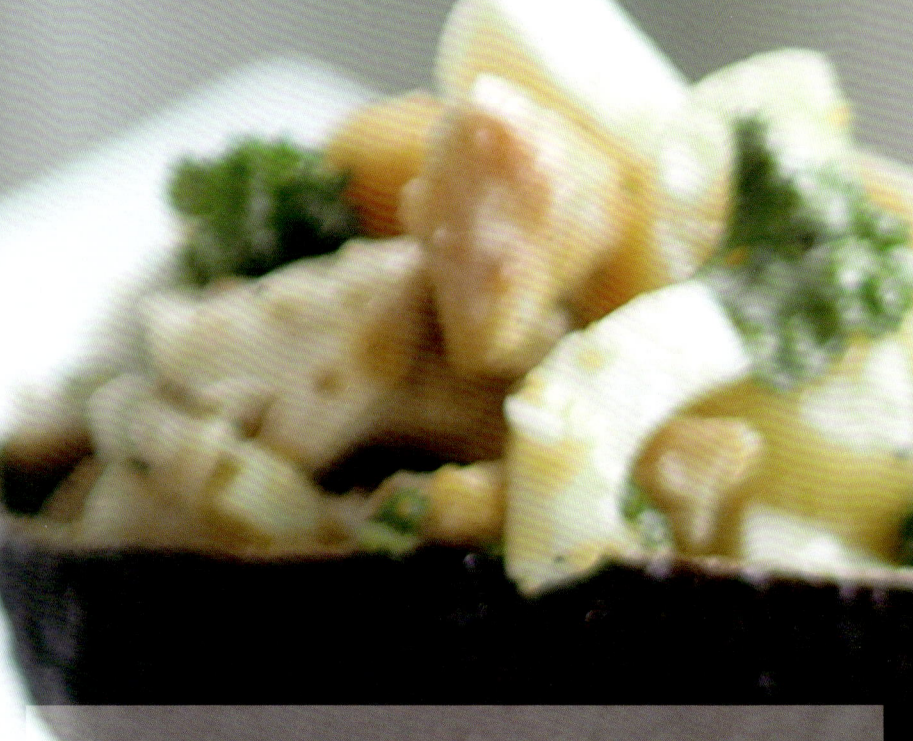

## Avocado-Boot

**PB**

2 Portionen

**Zutaten**
1 reife Avocado
100 g Hähnchenbrust gegart
1 hartgekochtes Ei
50 g Kartoffeln gegart
frische Kräuter (z. B. Schnittlauch, Petersilie, Basilikum etc.),
    gewaschen und klein geschnitten
1 EL Olivenöl
1 EL Avocado-Mayonnaise (siehe Rezept Seite 167)
Salz und Pfeffer zum Würzen
Sprossen (optional)

## Zubereitung

Avocado halbieren, Stein entfernen und mit einer Gabel aus der Schale lösen. Von beiden Hälften unten am runden Teil ein wenig wegschneiden, damit die Hälfte gut auf einen Teller gelegt werden können ohne zu kippen.

Hähnchenbrust, hartgekochtes Ei und Kartoffeln in kleine Stücke schneiden. Alles in eine Schüssel geben und zusammen mit den restlichen Zutaten vermischen. Mit etwas Salz und Pfeffer abschmecken. Mischung in die beiden Avocado-Hälften füllen.

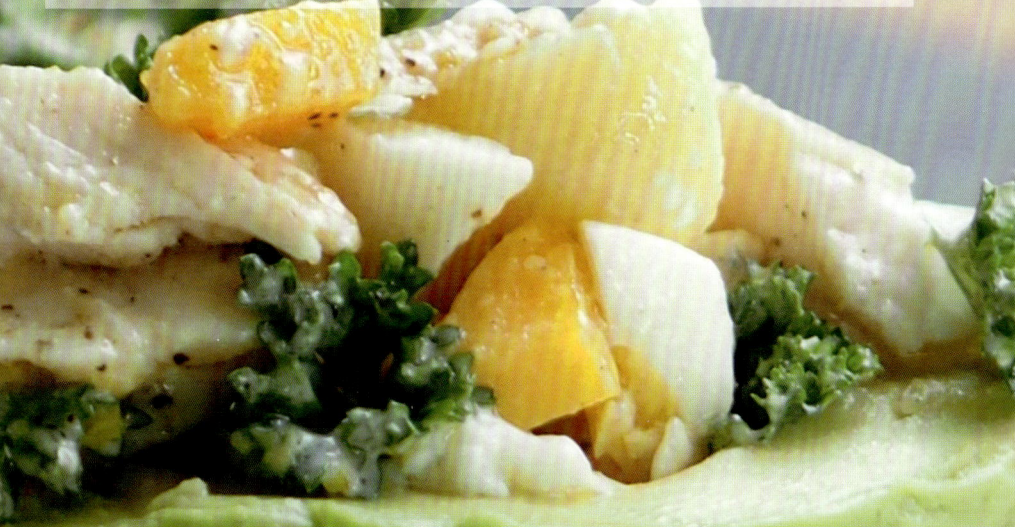

**LC:**
– Kartoffel durch Salatgurke ersetzen

**AIP:**
– Kartoffeln durch Süßkartoffeln ersetzen
– Hartgekochtes Ei weglassen und mehr Hähnchenbrust nehmen
– Pfeffer weglassen
– Achtung: Die Avocado-Mayo enthält kein Ei. Fertigprodukte sind hingegen meistens mit Eiern zubereitet.

## Protein-Schoko-Bananen-Smoothie

PB

1 Portion

**Zutaten**

1 Babybanane (entspricht ca. ½ normale
   Banane)
10 g Kakaopulver (kein Schokoladenpulver)
50 g Blattspinat
30 g Collagen
50 g Avocado
50 ml Kokosmilch
1 bis 2 dl Wasser (oder als Eiswürfel
   gefroren)

**Zubereitung**

Alle Zutaten in einen
Mixbecher geben
und mixen.

**LC:**
– Banane weglassen und mehr Kokosmilch oder 100 g Avocado
   nehmen

**AIP:**
– Kakaopulver durch Carobpulver ersetzen

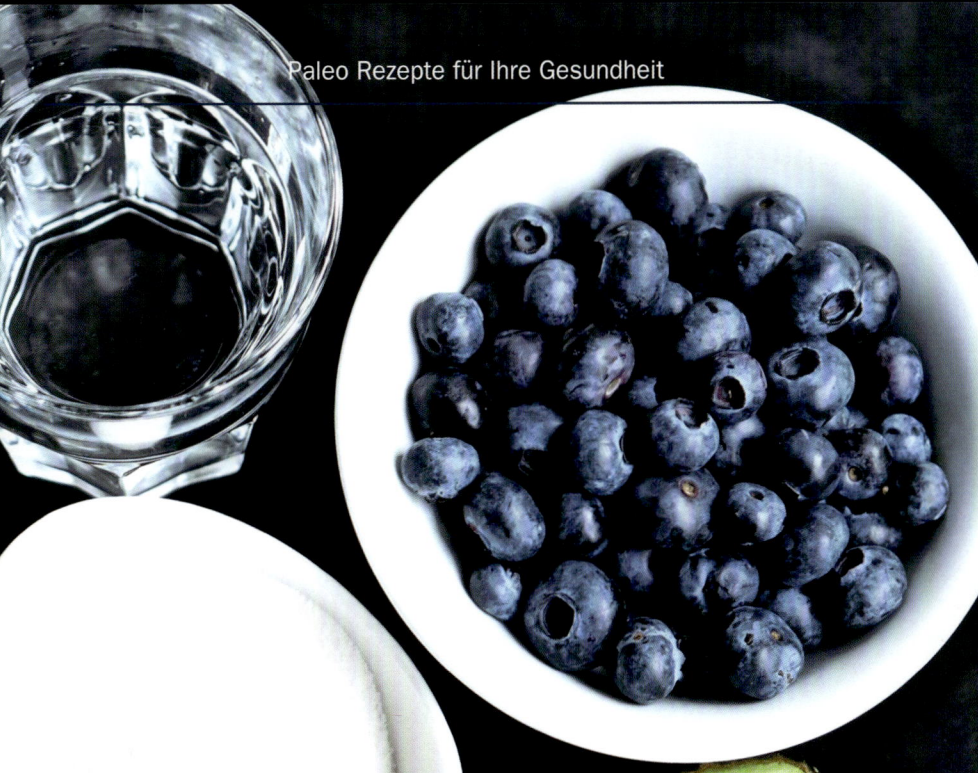

# Protein-Heidelbeer-Ingwer Smoothie

## PB/LC/AIP

1 Portion

**Zutaten**
30 g Collagen
10 g Ingwer frisch oder ½ TL getrocknet und gemahlen
80 g Avocado (entspricht ca. 1/2 Avocado)
150 g Heidelbeeren
1 TL Zitronensaft
50 ml Kokosmilch
1 bis 2 dl Wasser (oder entsprechende Anzahl Eiswürfel)

**Zubereitung**
Alle Zutaten in einen Mixbecher geben und mixen.

## Protein-Kürbis-Lebkuchen Smoothie

PB/AIP

1 Portion

### Zutaten
150 g Kürbis gegart
50 g Rote Bete gegart
30 g Collagen
50 ml Kokosmilch
20 g Kürbiskernmus oder
   gemahlene Mandeln
1 bis 2 dl Wasser (oder als
   Eiswürfel gefroren)

### Zubereitung
Alle Zutaten in einen
Mixbecher geben
und mixen.

# Kaffee-Drink

## PB/LC

1 Portion

**Zutaten**
10 g Kokosöl oder Butter
1 Kaffee
½ bis 1 dl Kokosmilch
30 g Collagen
1 TL Kakaopulver (optional)
Zimt oder Lebkuchengewürz (optional)
Eiswürfel (optional)

**Zubereitung**
Kokosöl oder Butter in Mixbecher geben, heißen Kaffee dazu gießen und kurz warten bis das Kokosöl geschmolzen ist. Die restlichen Zutaten dazugeben und alles zusammen mixen.

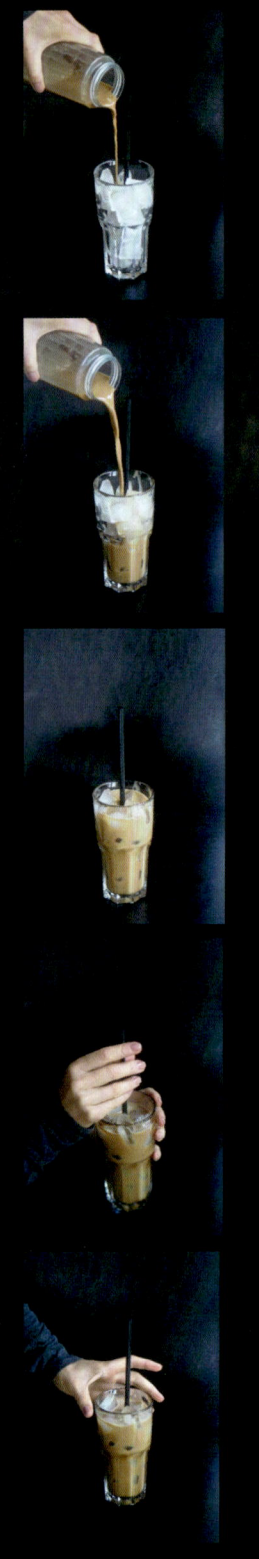

**Variante Eiskaffee-Drink:**
Mixgetränk in ein Glas mit Eiswürfel gießen

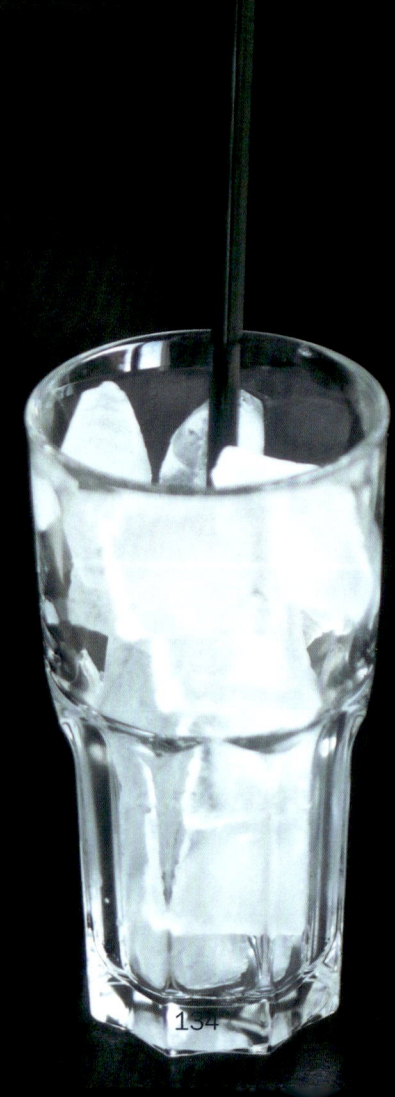

# Mittag- und Abendessen á la Paleo

Beim Mittag- und Abendessen liegt der Trick in der Kombination. Sie sehen in den Mahlzeitenplänen, ob das Rezept gleich eine ganze Mahlzeit ist oder ob Sie noch eine weitere Beilage dazu reichen können. Sie werden schnell herausfinden, wie Sie die Rezepte kombinieren können.

Übrigens: Mit saisonalem Gemüse bringen Sie Abwechslung in Ihre Gerichte. Lassen Sie sich auf dem Markt inspirieren. Werden Sie kreativ und genießen Sie Ihre eigenen Kreationen.

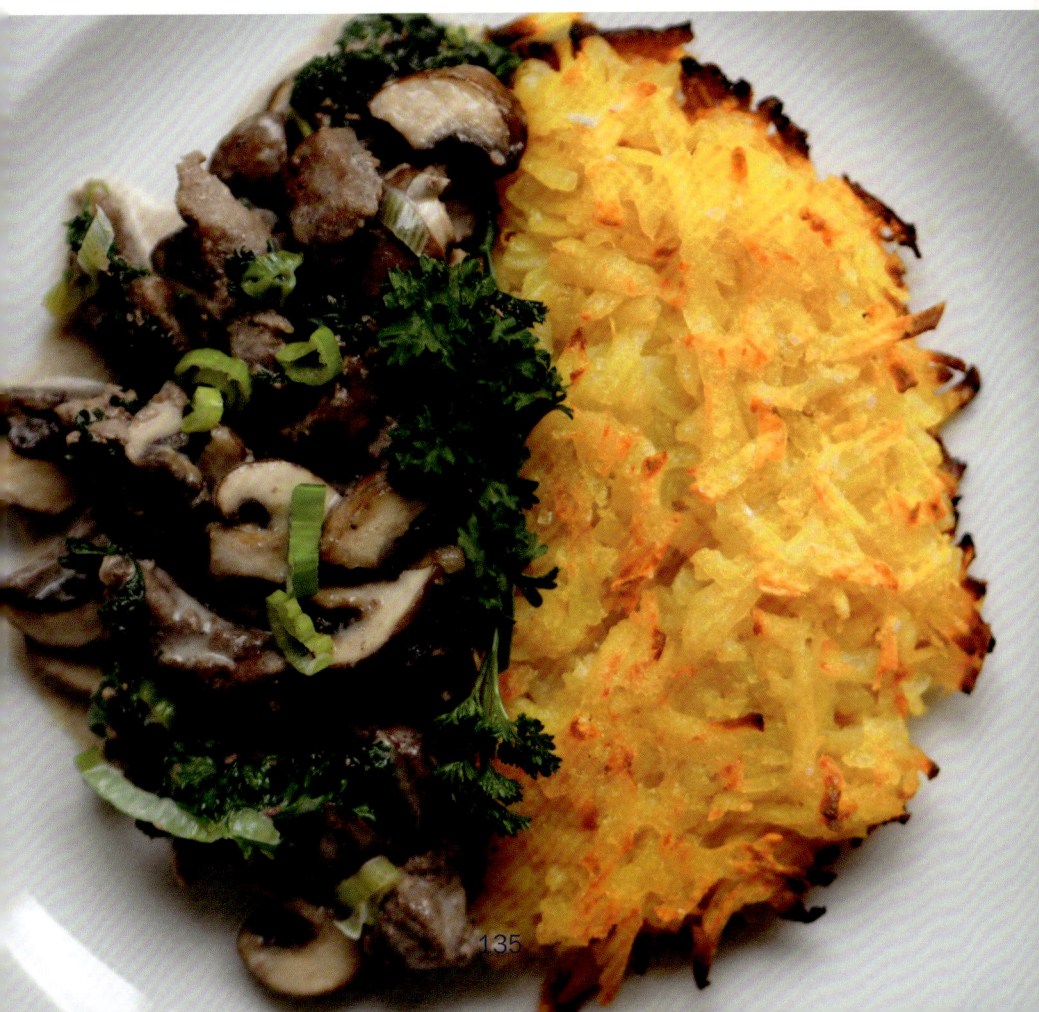

## Zürcher Geschnetzeltes

PB/LC

2 Portionen

### Zutaten
300 g Kalbfleisch, in Streifen geschnitten
300 g Champignons
1 Zwiebel
1 EL Bratbutter
1 dl Kokosmilch oder Sahne
frische Petersilie
Meersalz, Pfeffer

### Zubereitung
Champignons putzen und in Scheiben schneiden. Petersilie waschen, trocken tupfen und fein schneiden. Zwiebel schälen und fein schneiden. Bratbutter in einer Pfanne auf mittlerer Hitze erwärmen. Zwiebeln anschwitzen, Fleisch dazugeben und 5 Minuten anbraten. Champignons dazugeben und weitere 5 Minuten braten. Mit der Kokosmilch ablöschen. Eventuell noch etwas Wasser dazugeben, damit die Soße flüssig wird. Würzen und Petersilie untermischen.

### Serviervorschlag:
– Blumenkohl oder Blumenkohl-Sellerie-Püree (siehe Rezept Seite 161) dazu servieren

**LC:**
– Blumenkohl-Reis, Spinat oder Salat dazu servieren

**AIP:**
– Pfeffer weglassen
– Kalbfleisch durch Hähnchen ersetzen

## Rosenkohl im Speckmantel

PB/LC

2 Portionen

### Zutaten
400 g Rosenkohl
200 g Bratspeck
Salz, Pfeffer

### Zubereitung
Rosenkohl waschen und putzen. Im Dampfgarer oder kochenden Salzwasser knackig garen. Etwas abkühlen lassen und gleichzeitig den Backofen auf 180 °C vorheizen.

Backblech mit Backpapier auslegen und den Bratspeck in der Mitte quer durchschneiden. Rosenkohl einzeln mit einem halben Streifen Bratspeck umwickeln und auf das Backblech legen. Abschließend das Backblech in die Mitte des Ofens schieben und den Rosenkohl ca. 30 Minuten rösten bis der Speck knusprig und kross ist.

AIP:
- Rosenkohl mit Olivenöl bestreichen und ohne Mantel im Ofen rösten
- Gerösteter Rosenkohl mit Lachsstreifen umwickeln
- Pfeffer weglassen

## Paleo-Burger-Parade

Zutaten jeweils für 2 Portionen

Wählen Sie aus den folgenden Rezepten Ihren Lieblingsburger aus.

### Rinder-Burger

**PB/LC**

**Zutaten**

300 g Rinderhack
2 EL Tomatenmark
1 EL getrocknete Kräutermischung (italienisch)
1 kleine Zwiebel (optional), gehackt
1 Knoblauchzehe (optional), gehackt oder zerdrückt
½ TL Meersalz
Pfeffer

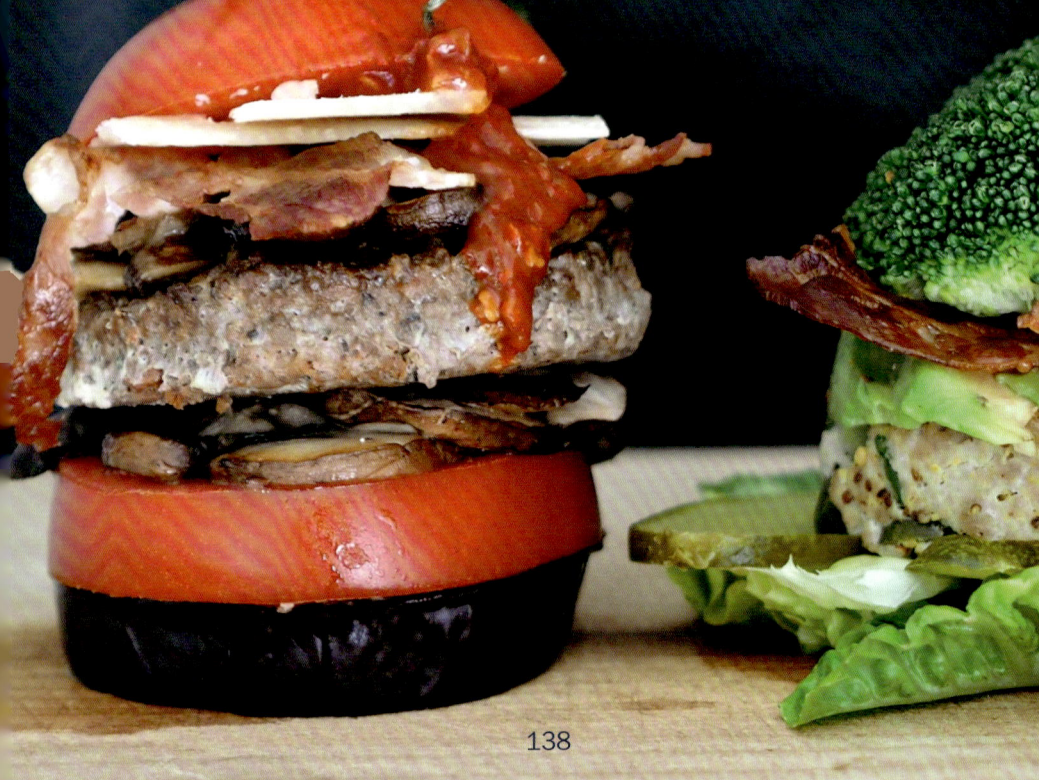

## Hähnchen-Burger

**PB/LC/AIP**

**Zutaten**

300 g Hähnchen-Hackfleisch
2 EL Kapern, gehackt
2 EL Essiggurken, gehackt
1 Frühlingszwiebel, gehackt
1 EL scharfer Senf
Schnittlauch frisch, in Ringe
geschnitten

## Thunfisch-Burger

**PB/LC/AIP**

**Zutaten**

300 g Thunfisch
(Dose, abgetropft)
1 Ei
1 EL Zitronensaft
2 TL Sambal Oelek oder
Harissapaste
2 Sardellenfilets, gehackt
1 Frühlingszwiebel, gehackt
Salz, Pfeffer

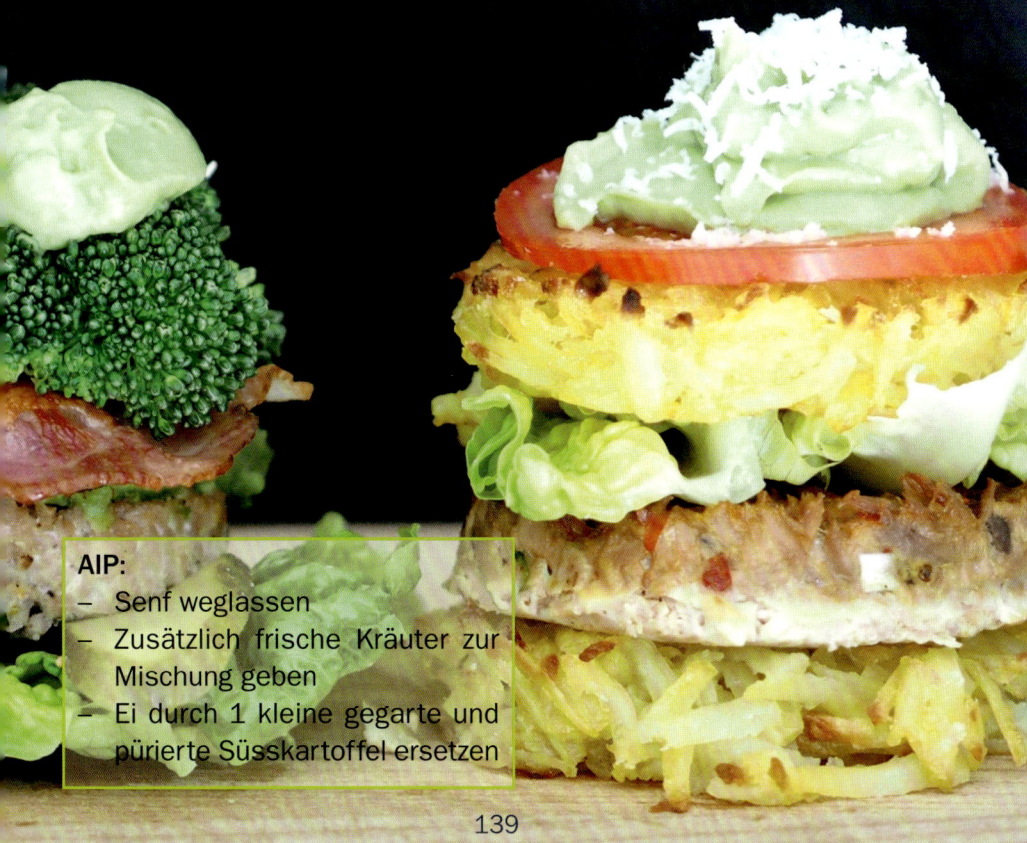

**AIP:**
– Senf weglassen
– Zusätzlich frische Kräuter zur
  Mischung geben
– Ei durch 1 kleine gegarte und
  pürierte Süsskartoffel ersetzen

## Zubereitung

Alle Zutaten der jeweiligen Burger-Mischung in einer Schüssel gut vermischen. Je zwei Burger daraus formen und im Backofen bei 180°C 20 Minuten braten, mit etwas Bratbutter in einer Pfanne oder im Sommer auf dem Grill zubereiten.

Je nach Lust und Laune auf Gemüse oder Salat servieren. Um die Burger geschmacklich aufzupeppen können sie mit Avocado-Mayo, Parmesan, Bratspeck, Sprossen, Zwiebelringen, Essiggurkenscheiben u.v.m. serviert werden.

Die Burger können aufgetürmt oder in der Schüssel serviert werden. Den Ideen und Zusammenstellungen sind keine Grenzen gesetzt. Werden Sie kreativ und probieren Sie neue Kombinationen aus.

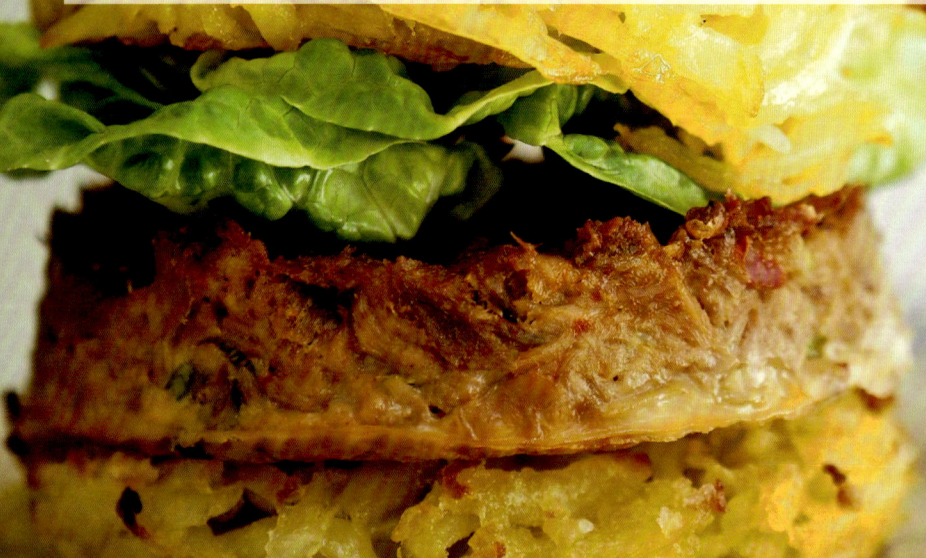

**AIP:**
– Sambal Oelek/Harissa weglassen und durch frischen Meerrettich ersetzen
– Ei durch 1 Esslöffel gemahlene Chia- oder Leinsamen ersetzen

# Crevetten in Prosciutto

**PB/LC**

2 Portionen

## Zutaten

400 g Crevetten, geschält
100 g Prosciutto (italienischer Rohschinken)
frische Salbeiblätter
Pfeffer

## Zubereitung

Backofen auf 180 °C aufheizen und das Backblech mit Backpapier
auslegen. Salbeiblätter waschen, trocken tupfen und Stil entfernen. Je ein Salbeiblatt auf eine Crevette geben. Den Rohschinken
halbieren und damit je eine Crevette inkl. Salbeiblatt umwickeln.
umwickeln. Anschließend die Crevetten 15 Minuten im Backofen
rösten bis der Rohschinken kross ist.

### Rohschinken

Rohschinken darf nur aus Schweinefleisch und Salz bestehen. Es dürfen sich darin keine Konservierungsmittel, Milch-
zucker oder gar E-Nummern befinden. Etiketten also gut
lesen. Es gibt einige italienische Hersteller, die wirklich nur
Schweinefleisch und Salz benutzen.

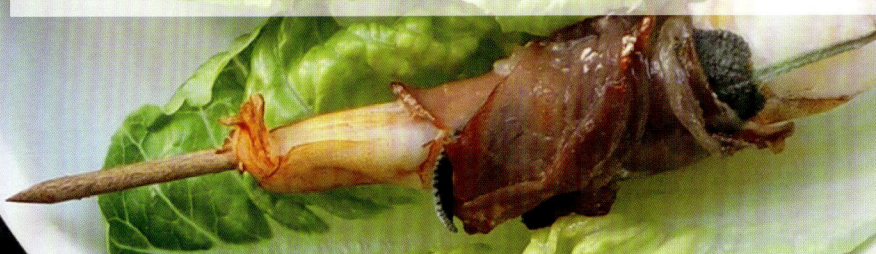

**AIP:**
– Rohschinken durch gedämpfte Lauchstreifen ersetzen
– Eingewickelte Crevetten großzügig mit Olivenöl bestreichen

# Schweinekotelett mit Salbei

## PB/LC/AIP

2 Portionen

**Zutaten**
2 Koteletts vom Schwein
8 frische Salbeiblätter
1 TL Bratbutter
oder Kokosöl
Salz, Pfeffer

**Zubereitung**
Bratbutter oder Kokosöl in einer Grillpfanne erwärmen. Koteletts würzen und je zwei Salbeiblätter auf die beiden Seiten der Koteletts drücken. Auf beiden Seiten ca. 3 bis 4 Minuten je nach Dicke der Koteletts braten.

**Serviervorschlag**
– Zusammen mit Salat oder Süßkartoffel-Püree, Süßkartoffel-Rösti, Süßkartoffel-Pommes oder Röstgemüse servieren

**Alternativen:**
– Lammkotelett
– Hähnchenbrust
– Fischfilet

**LC:**
– Mit Salat oder grünem Gemüse servieren

**AIP:**
– Pfeffer weglassen
– Kokosöl verwenden
– Hähnchenbrust oder Fisch verwenden

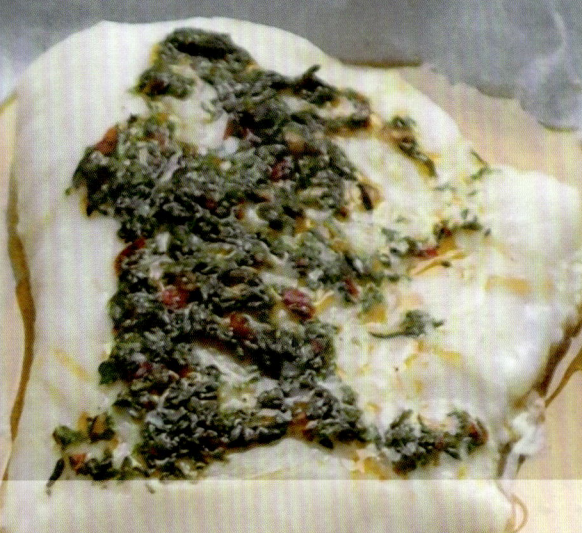

## Fischfilet

**PB/LC/AIP**

2 Portionen

### Zutaten

2 Fischfilets nach Wahl, je ca. 150 bis 200 g
2 EL Kräutersoße (Rezept Seite 168)

### Zubereitung

Backofen auf 180°C aufheizen und das Backblech mit Backpapier auslegen. Fischfilets nebeneinander auf das Backblech legen und mit je einem Löffel Kräutersoße bestreichen und für ca. 10 bis 15 Minuten in den Backofen geben.

Die Backdauer ist von der Fischart und der Dicke des Filets abhängig. Den Fisch aber nicht zu lange im Ofen lassen, da er sonst trocken wird.

### Serviervorschlag

– Mit Röstgemüse, Süßkartoffel-Püree, Blumenkohl-Reis oder Süßkartoffel-Pommes servieren

## Keine-Tomaten-Soße

**PB/LC/AIP**

**Zutaten**

1 EL Kokosöl
2 Zwiebeln
4 Knoblauchzehen
500 g Karotten
250 g Rote Bete
2 bis 3 dl Wasser
1 bis 2 TL Meersalz
1 EL getrocknete Kräuter (z. B. italienische Mischung)
1 EL frischer Zitronensaft

**Zubereitung**

Zwiebeln und Knoblauch schälen und klein schneiden. Ebenso Karotten, Rote Bete schälen und in kleine Würfel schneiden. Bratbutter in einer großen Pfanne erhitzen und darin die Zwiebeln goldgelb anbraten. Knoblauch dazugeben und anschwitzen bis er glänzt (ca. 1 Minute). Die Karotten, Rote Bete, Kräuter und das Wasser dazugeben und aufkochen lassen. Pfanne zudecken, Hitze reduzieren und auf niedriger Stufe ca. 40 Minuten kochen. Die Karotten und die Rote Bete müssen so weich sein, dass sie fast zerfallen.

Den Inhalt der Pfanne in eine große Schüssel geben und mit dem Stabmixer oder der Küchenmaschine pürieren. Vorsicht, dass es keine Spritzer gibt und Verbrennungen entstehen. Soße mit Zitronensaft und eventuell mehr Salz abschmecken. Falls die Soße zu dickflüssig ist mit etwas Wasser verdünnen. Reste können bis zu einer Woche im Kühlschrank aufbewahrt oder auch tiefgekühlt werden. Achtung, die Farbe der Soße wird mit der Zeit etwas dunkler.

**Serviervorschlag:**

– Zusammen mit Gemüse- oder Reisnudeln servieren

– Bolognese-Sauce: gebratenes Hackfleisch (AIP: Hähnchen- oder Puten-Hackfleisch) in die Soße geben

– Soße zu Fisch oder Fleisch servieren

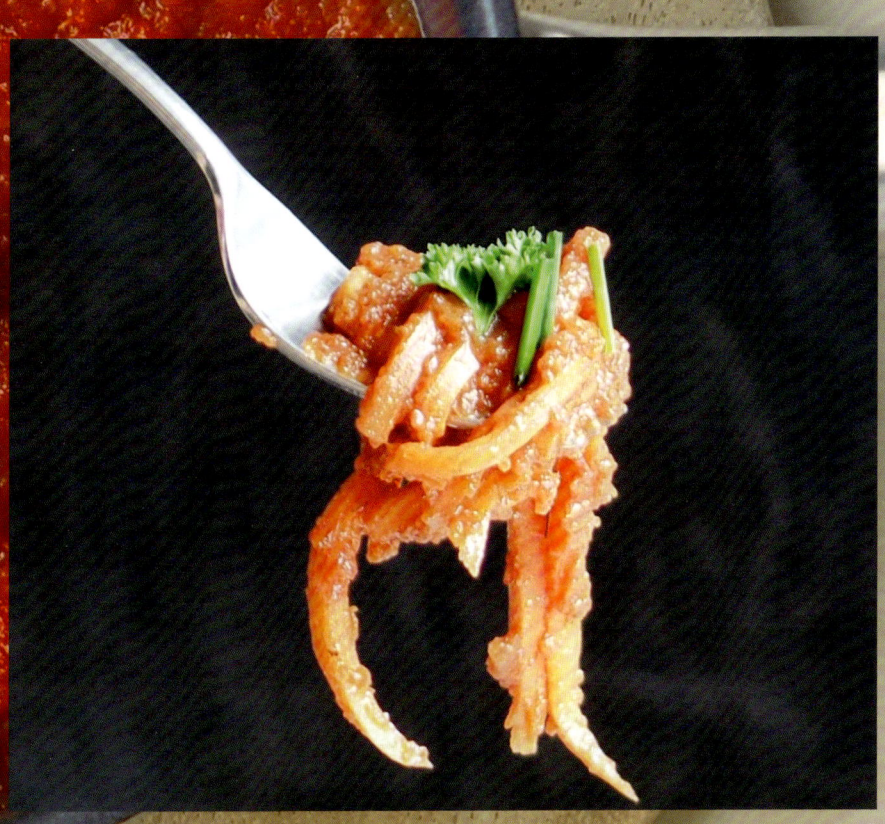

# Gemüse-Gratin

| PB |
|----|

4 Portionen
4 einzelne Gratinformen oder ein grosse Form von ca. 28 x 20 cm

## Zutaten

200 g Brokkoli
200 g Zucchini
200 g Karotten
200 g Süßkartoffeln
200 g Schinkenwürfel oder gegartes Hähnchen
1 kleine Zwiebel, gewürfelt (optional)
1 EL Butter oder Kokosöl (für die Gratinform)
250 ml Kokosmilch oder Sahne
1 Ei
50 g Rohmilch-Hartkäse, fein gerieben (z. B. Parmesan)
Salz, Pfeffer
1 EL Kräutermischung, getrocknet (z. B. Provence oder italienische Kräuter oder Auswahl frischer Kräuter)

## Zubereitung

Backofen auf 180 °C aufheizen. Gemüse putzen und in ungefähr gleich große Stücke schneiden. In kochendem und gesalzenem Wasser zuerst Karotten und Süßkartoffeln 10 Minuten garen. Dann Brokkoli und Zucchini dazugeben, weitere 5 Minuten garen. Gratinform buttern, Gemüse, Schinken und Zwiebel gleichmäßig in der Form verteilen. In einer Schüssel Kokosmilch, Ei, Käse und Kräutermischung mit dem Schneebesen oder einer Gabel gut verrühren. Großzügig salzen und pfeffern. Soße über das Gemüse verteilen und die Form im unteren Drittel in den Ofen schieben. 30 bis 40 Minuten backen bis die Sauce eingedickt ist und das Gratin goldbraun. Eventuell das Gratin mit Alufolie abdecken, wenn es zu dunkel wird.

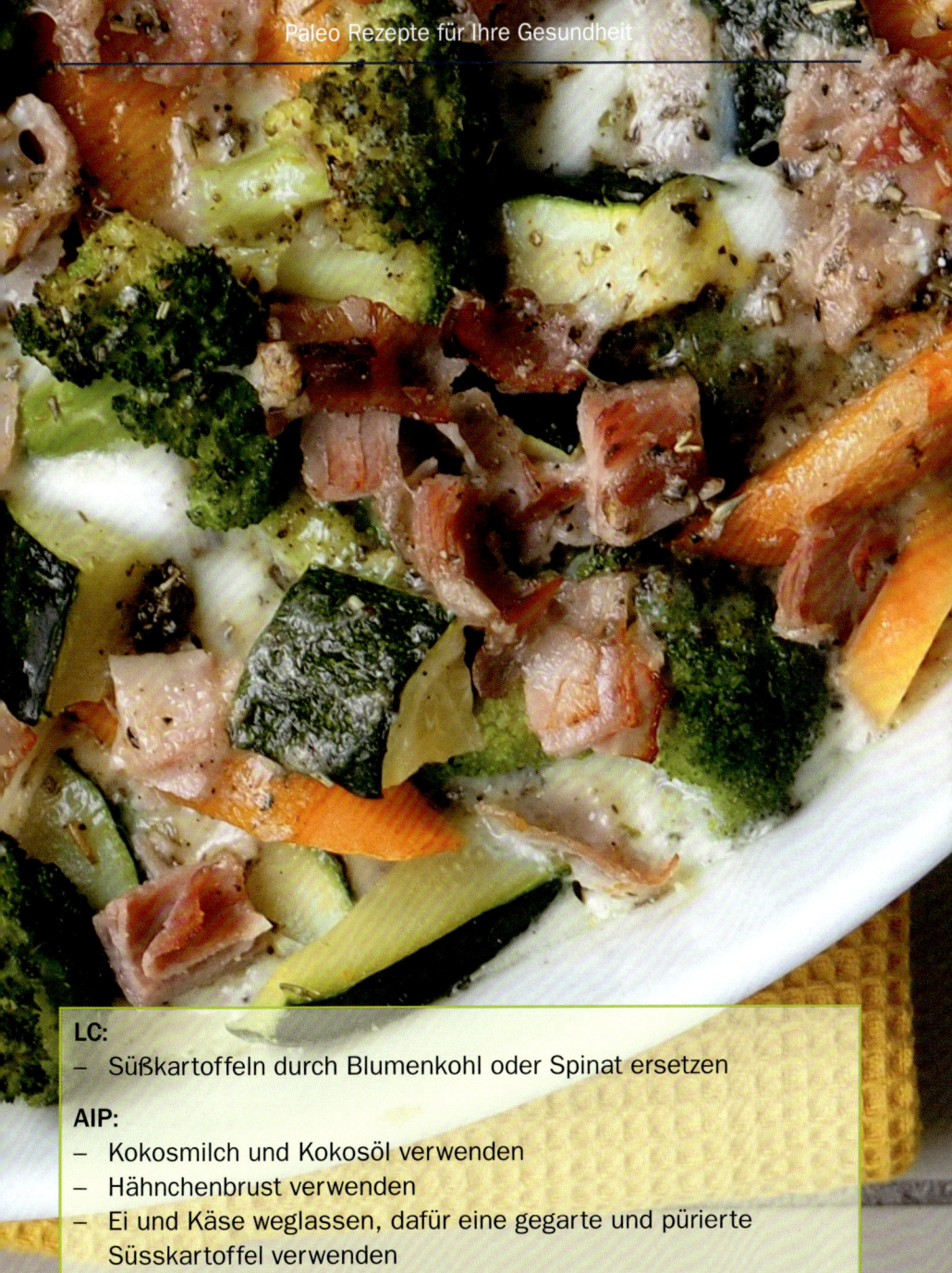

**LC:**
– Süßkartoffeln durch Blumenkohl oder Spinat ersetzen

**AIP:**
– Kokosmilch und Kokosöl verwenden
– Hähnchenbrust verwenden
– Ei und Käse weglassen, dafür eine gegarte und pürierte Süsskartoffel verwenden
– Frische Kräuter benutzen

# Paleo Cesar Salat

| PB |

Zutaten für 2 Portionen:

### Zutaten
2 Hähnchenbrustfilets
1 EL Bratbutter oder Kokosöl
200 g Blattsalat
100 g Salatgurke

1 Avocado
40 g Macadamianüsse
1 kleiner Apfel oder eine Birne
Sprossen (optional)

### Für die Soße
2 bis 3 EL Olivenöl extra vergine
1 EL Avocado-Mayo
2 EL frischer Schnittlauch, fein geschnitten
Meersalz und Pfeffer

### Zubereitung
Hähnchenbrust im heißen Bratfett braten. Blattsalat waschen, trocknen und zerkleinern. Die Salatgurke und den Apfel waschen und die Gurke in Scheiben, den Apfel in Würfel schneiden. Macadamianüsse hacken. Zutaten für Sauce in einer kleinen Schüssel vermischen. Salatzutaten auf zwei Teller anrichten. Hähnchen auf die Salatblätter geben und Soße darüber verteilen.

**LC:**
– Apfel bzw. Birne weglassen

**AIP:**
– Kokosöl zum Anbraten des Hähnchens verwenden
– Soße ohne Pfeffer zubereiten
– Macadamianüsse weglassen oder durch geröstete Süßkartoffel-Würfel ersetzen

# Leber geröstet

**PB/LC/AIP**

2 Portionen

## Zutaten

250 g Leber (Rind oder Huhn)
1 EL Butter
frische Kräuter wie Basilikum, Schnittlauch etc.
Meersalz
Cayennepfeffer

## Zubereitung

Leber abspülen und trocken tupfen. Mit einem scharfen Messer Sehnen entfernen und in Streifen schneiden. Kräuter waschen, trocken tupfen und fein schneiden. Pfanne auf mittlerer Hitze erhitzen und Leber ohne Fett kurz anbraten. Leber vom Rind je nach Dicke der Streifen ca. 3 Minuten pro Seite. Hähnchenleber je ca. 2 Minuten. Hitze abschalten, Butter, Kräuter, Salz und (Cayenne-)Pfeffer über die Leber geben und vorsichtig umrühren.

## Serviervorschlag

– Zu gebratenem Reis, Blumenkohl-Reis, Gemüse oder Salat servieren

**AIP:**
– Hühnerleber verwenden
– Pfeffer weglassen

# Ochsenschwanz

## PB/LC

4 Portionen

### Zutaten
Ca. 3 Rinderknochen vom Schwanz pro Portion
200 g Sellerie
200 g Karotten
200 g Pastinaken
200 g Lauch
4 Frühlingszwiebeln
Suppenkräuter wie Petersilie, Thymian, Oregano etc.
1 ca. 4 bis 6 cm großes Stück frischer Ingwer
1 bis 2 Stängel Zitronengras
1 EL Meersalz
1 TL Pfeffer

### Zubereitung
Gemüse putzen, Ingwer schälen und beides in große Stücke schneiden. Kräuter und Zitronengras waschen und zusammenbinden. Alle Zutaten in einem Schmortopf verteilen, mit Waser auffüllen und würzen. Das Wasser sollte knapp die Zutaten zudecken. Suppe einmal aufkochen und dann auf minimaler Hitze köcheln lassen. Das Ganze zwischen 5 bis 7 Stunden solange kochen lassen bis das Fleisch weich ist. Das heißt, das Fleisch kann mit einer Gabel vom Knochen gelöst werden. Ist das nicht der Fall, muss die Suppe noch weiter gekocht werden. Knochen und Gemüse aus der Suppe nehmen und auf Teller anrichten. Suppe durch ein Sieb gießen und als Vorspeise reichen oder später separat als nährstoffreiche Bouillon genießen.

AIP:
– Kein Pfeffer in die Suppe geben, mehr Kräuter und Ingwer verwenden

# Gebratener Reis mit Ei und Gemüse

### PB/LC

2 Portionen

**Zutaten**

300 g Blumenkohl-Reis (Rezept Seite 166)
4 Eier
½ Zwiebel (optional)
200 g gedämpfter Brokkoli oder anderes Gemüse
1 EL Bratbutter
frische Kräuter
Meersalz, Pfeffer

**Zubereitung**

Kräuter wachen, trocken tupfen und fein schneiden. Zwiebel schälen und in kleine Stücke schneiden. Bratbutter in einer Pfanne erhitzen und die Zwiebeln darin anschwitzen. Blumenkohl-Reis dazugeben und erwärmen. Verquirlte Eier darüber gießen und unter ständigem Rühren anbraten bis die Eier gestockt sind. Zusammen mit gedämpftem Gemüse anrichten.

**Serviervorschlag:**

– Feines Frühstück oder leichte Mahlzeit am Abend
– Mit gerösteter Leber ergänzen

**AIP:**

– Anstelle von Eiern gebratene Hähnchenbrust, Hähnchenleber oder Fisch zum fertig gebratenen Blumenkohl-Reis geben

# Italienisches Rinder-Tartar mit rohem Eigelb

**PB/LC**

2 Portionen

**Zutaten**

300 g Rindfleisch (beim Metzger frisch zerkleinern lassen und
am selben Tag zubereiten und essen)
2 EL Basilikum oder Petersilie
1 EL Schnittlauch
2 EL Pinienkerne
2 EL Parmesan
2 Sardellenfilets
1 große Essiggurke
1 EL Kapern
Knoblauch oder Zwiebel (optional)
1 EL Olivenöl
Salz, Pfeffer
2 Eigelbe

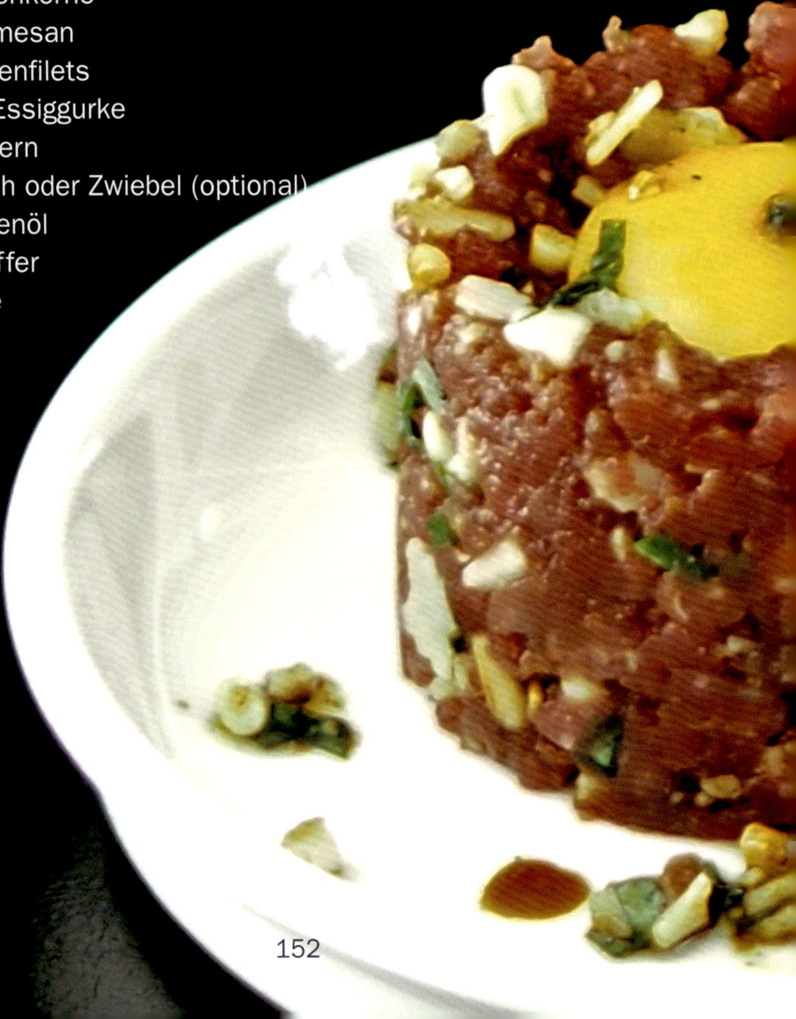

## Zubereitung

Pinienkerne trocken in einer Bratpfanne rösten bis sie leicht braun sind und fein duften. Anschließend abkühlen lassen und hacken. Kräuter waschen, trocken tupfen und fein schneiden. Parmesan fein reiben. Sardellenfilets, Essiggurke und Kapern fein hacken. Alle Zutaten außer das Rindfleisch und die Eigelbe in eine Schüssel geben und vermischen. Rindfleisch in eine Schüssel geben und 2/3 der Soße dazugeben. Alles gut mit einer Gabel vermischen. Fleisch nicht zerdrücken! Das Fleisch mit Garnierringen auf zwei Teller anrichten. Oben auf dem Fleischturm eine Einbuchtung schaffen und das rohe Eigelb vorsichtig einfließen lassen. Die beiden Tartartürme mit der restlichen Soße dekorieren.

**Serviervorschlag:**
– Mit einem Blattsalat oder gedämpftem Gemüse servieren (LC)
– Mit Süßkartoffel- Pommes ergänzen (PB)

## Lachs Ceviche

PB/LC

2 Portionen

### Zutaten

300 g frischer Lachs (Sashimi Qualität)
1 EL Tamari (glutenfreie Soja-soße, erhältlich in Reformhäuser und Biomärkten)
½ EL Sesamöl
½ EL Limonensaft
Sprossen

### Zubereitung

Lachs in kleine Würfel schneiden (ca. 8 x 8 mm) und in eine Schüssel geben. Tamari, Sesamöl und Limonensaft dazugeben und vermischen. Probieren und je nach Geschmack mehr von dem Tamari oder dem Zitronensaft dazugeben. Sofort essen oder im Kühlschrank bis zu 3 Stunden durchziehen lassen. Mit Sprossen garnieren und zu Gurken-Avocado Salat servieren.

**AIP:**
- Tamari durch Coconut Aminos (im Reformhaus erhältlich) ersetzen
- Sesamöl durch Avocado oder Olivenöl ersetzen

# Currypfanne

## PB/LC

2 Portionen

## Zutaten

300 g Crevetten, Geflügel oder Kalbfleisch (in kleinen Stücken)
1 EL Kokosöl
ca. 100 ml Kokosmilch
200 g Blattspinat frisch
2 Silberzwiebeln
frischer Koriander
Salz
Currymischung (Bio Qualität ohne künstliche Zusätze oder Gluten)
300 g Blumenkohl-Reis

## Zubereitung

Koriander waschen, trocken tupfen und Blätter abzupfen. Frühlingszwiebeln waschen und in feine Ringe schneiden. Kokosöl in der Bratpfanne auf mittlerer Hitze erwärmen. Currypulver kurz im heißen Öl rösten. Die Crevetten (Fisch, Geflügel oder Kalbfleisch) dazugeben und anbraten. Mit der Kokosmilch ablöschen und bei Bedarf noch etwas Wasser dazugeben.

Spinat dämpfen und würzen. In einer Schüssel oder Teller zusammen mit Blumenkohl-Reis anrichten.

AIP:
– keine Version

# Pilzpfanne

## PB/LC

2 Portionen
**Zutaten**
400 g frische Champignons
20 g getrocknete Steinpilze
1 EL Bratbutter
1 kleine Zwiebel (optional)
1 Knoblauchzehe (optional)
frische Petersilie
frischer Schnittlauch
100 ml Kokosmilch oder Sahne
Meersalz, Pfeffer

## Zubereitung

Steinpilze in einer Schüssel mit warmen Wasser übergießen und ca. 20 Minuten einweichen. Champignons putzen und in Scheiben schneiden. Kräuter waschen und trocken tupfen, Zwiebel bzw. Knoblauch schälen und alles zusammen fein schneiden. In einer Bratpfanne Zwiebel bzw. Knoblauch anschwitzen und Champignons dazugeben. Eingeweichte Steinpilze und ca. 100 ml des Einweichwassers zu den Champignons geben und weitere 10 Minuten auf mittlerer Hitze dämpfen. Kräuter und Kokosmilch in die Pfanne geben und leicht einkochen lassen. Mit Meersalz und Pfeffer würzen.

**Serviervorschlag:**
– Passt zu Bumenkohl-Sellerie-Püree
– Kann zusammen mit Rösti serviert werden
– Pilzgericht passt auch sehr gut zu einem gegrillten Stück Fleisch oder Hähnchenbrust

**AIP:**
– Kokosöl anstatt Bratbutter verwenden
– Kokosmilch verwenden
– Pfeffer weglassen

# Karottensuppe

**PB**

2 Portionen

**Zutaten**

2 EL Butter

500 g Karotten, ohne Strunk, geschält

Meersalz

500 ml Karottensaft

ca. 100 bis 200 ml Wasser

1 bis 2 EL Furikake-Würzmischung (Rezept auf Seite XX)

## Zubereitung

Karotten in Scheiben schneiden. In einem großen Topf die Butter schmelzen und die Karotten mit dem Salz und dem Wasser hineingeben. Alles bei geringer Hitze sehr weich dämpfen. Die Karotten können auch im Dampfgarer weichgekocht werden.

Weich gegarte Karotten zusammen mit dem Karottensaft in den Mixbecher geben und fein pürieren. Alles wieder zurück in den Topf leeren, aufwärmen und eventuell mit etwas Salz abschmecken. Falls die Suppe zu dickflüssig ist noch etwas Wasser dazugeben.

## Serviervorschlag:

– Mit Furikake würzen und als Vorspeise genießen

– Als Hauptmahlzeit die Suppe mit Resten von gebratenem Hähnchen oder Fisch ergänzen

– 30 g Collagen in die Suppe geben, damit sie ausgewogen ist und Protein enthält

**AIP:**

– Butter durch Kokosöl ersetzen

– Nur Noriblätter und Meersalz zum Würzen verwenden

## Zucchini-Spaghetti Carbonara

PB/LC

2 Portionen

**Zutaten**

400 g Zucchini-Spaghetti (ca. 1 große Zucchini oder
2 kleinere)

1 TL Salz

50 g Pancetta oder Bratspeck, in Streifen oder Würfelchen geschnitten

1 Olivenöl

1 Ei

1 Eigelb

40 g Parmesan oder Pecorino, frisch gerieben

Salz, Pfeffer

**Zubereitung**

Zucchini waschen und trocknen. Zucchini mit einem besonderen
Haushaltsgerät zum Beispiel dem Spiralizer, der Mandoline oder
dem Spaghetti-Einsatz in Spaghettiform bringen und schneiden -
oder einfach von Hand schneiden (2 x 2 mm).

In der Bratpfanne den Pancetta oder Bratspeck knusprig braten.
Rohe Zucchini-Spaghetti zum Pancetta oder Bratspeck in die
Pfanne geben, falls notwendig etwas Olivenöl dazugeben und ein
bis zwei Minuten weiterbraten. In einer großen Servierschüssel das
Ei und Eigelb verquirlen, mit Pfeffer würzen und die Hälfte des ge-
riebenen Käses unterrühren. Kurz vor dem Servieren den gesam-

ten Inhalt der Pfanne in die Schüssel mit der Eier-Käse-Mischung geben und gut vermengen.

Wichtig: Nie die Eier-Käse-Mischung in die heiße Pfanne geben. Sonst hat man Rührei und nicht eine flüssig, cremige Carbonara-Sauce.

**Serviervorschlag**

– Über die fertigen Spaghetti-Carbonara den übrigen Käse streuen und mit Pfeffer aus der Mühle garnieren.
– Einen großen Blattsalat oder gedämpften Spinat dazu servieren.

**Varianten**

Anstelle von Zucchininudeln:

– 100 g Reisnudeln, in Salzwasser garen
– Süßkartoffel-Spaghetti: Dazu 300 bis 400 g Süßkartoffeln schälen und in dünne (2 mm) Streifen schneiden. Diese 2 bis 3 Minuten in kochendem Salzwasser blanchieren und dann zu Pancetta bzw. dem Bratspeck in die Pfanne geben und kurz mitbraten.

# Beilagen

Paleo bietet eine ganze Reihe köstlicher schmackhafter Beilagen an. Wählen Sie sich verschiedene aus und ganz sicher finden Sie Ihren Favoriten dabei.

### Gurken-Avocado-Salat

**PB/LC/AIP**

2 Portionen

**Zutaten**

1 reife Avocado
Saft einer Limone
½ Bund frischer Koriander
300 g Salatgurke, geschält und entkernt
Meersalz

**Zubereitung**

Die Salatgurke in Stücke schneiden. Avocado halbieren, Kern entfernen und mit einer Gabel aus der Schale lösen. Die Avocado ebenfalls in ungefähr gleichgroße Stücke, wie die Salatgurke schneiden. Koriander waschen, trocken tupfen und Blätter von den Stängel zupfen. Blätter fein schneiden. Alle Zutaten in einer Schüssel gut vermischen.

**Serviervorschlag:**

– Passt sehr gut zu Fisch und Meeresfrüchten
– Kann zu gegrilltem Fleisch gereicht werden
– Zusammen mit hartgekochten Eiern eine
  vegetarische Mahlzeit

## Blumenkohl-Sellerie-Püree

2 Portionen

### Zutaten

400 g Blumenkohl, ohne Strunk und Blätter
200 g Knollensellerie gerüstet
1 bis 2 EL Olivenöl (Butter oder Kokosöl)
Meersalz, Pfeffer

### Zubereitung

Blumenkohl und Knollensellerie in Stücke schneiden und weichgaren. Gegartes Gemüse mit Olivenöl, Salz und Pfeffer pürieren.

### Alternativen zu Blumenkohl und Sellerie:

– Süßkartoffel-Püree (PB/AIP)
– Kartoffel-Püree (PB)
– Pastinaken-Püree (PB/AIP)
– Karotten-Kartoffel-Püree (PB)

### Serviervorschlag:

– Passt ausgezeichnet zu Pilzgerichten,
– zu gegrilltem Fleisch, Fisch oder Geflügel,
– zu Rosenkohl im Speckmantel,
– zu Crevetten im Speck- oder Lauchmantel,
– zu pochierten Eiern

### AIP:

– Pfeffer weglassen
– Olivenöl oder Kokosöl verwenden

# Ofen-Rösti/Süßkartoffel-Rösti

### PB

2 Portionen

## Zutaten
300 g Kartoffeln, gegart und geschält vom Vortag
1 kleine Zwiebel (optional)
40 g Butter
Salz

## Zubereitung
Backofen auf 180°C aufheizen und Backblech mit Backpapier auslegen. Kartoffeln grob reiben und mithilfe eines Garnierrings auf dem Backblech zu runden Taler formen. Die Kartoffeln etwas andrücken, um die Höhe von einem Zentimeter zu erreichen. Butter in kleinen Stücken gleichmäßig auf den Rösti verteilen. Im Backofen ca. 30 Minuten backen bis die Rösti goldbraun und knusprig sind.

## Alternative:
Die gesamte Menge der geraffelten Kartoffeln in eine Backform oder ofenfeste Pfanne geben und in einem Stück backen.

## Serviervorschlag:
- Passt zu Zürcher Geschnetzeltem, Lammkoteletts etc.
- Burger anstelle von Brot auf die kleinen Rösti geben

## AIP:
- Süßkartoffeln anstelle von normalen Kartoffeln verwenden
- Kokosöl anstatt Butter verwenden

# Süßkartoffel-Pommes

## PB/AIP

2 Portionen

### Zutaten
300 g Süßkartoffeln, geschält
1 bis 2 EL Kokosöl
Meersalz

### Zubereitung
Backofen auf 200°C erhitzen und das Backblech mit Backpapier auslegen. Süßkartoffeln in Stäbchen schneiden und im Dampfgarer bissfest garen. Kokosöl leicht aufwärmen, damit es flüssig ist. Süßkartoffel-Pommes in einer Schicht auf dem Backblech verteilen und mit dem Kokosöl bepinseln. Ca. 20 Minuten in den Backofen geben und zwischendurch drehen und nochmals mit dem Kokosöl bepinseln.

Die Pommes gut beobachten, da sie je nach Ofen etwas mehr oder weniger Zeit benötigen, um knusprig zu werden.

## Röstgemüse

**PB**

| 4 bis 6 Portionen | 200 g Sellerie |
|---|---|
| **Zutaten** | 200 g Aubergine |
| 200 g Süßkartoffeln | 2 EL Kokosöl oder Bratbutter |
| 200 g Kürbis | Kräutersalz (Achtung bei Fertigmischungen |
| 200 g Zucchini | auf Zutaten achten!) |
| 1 große Gemüsezwiebel | Pfeffer |

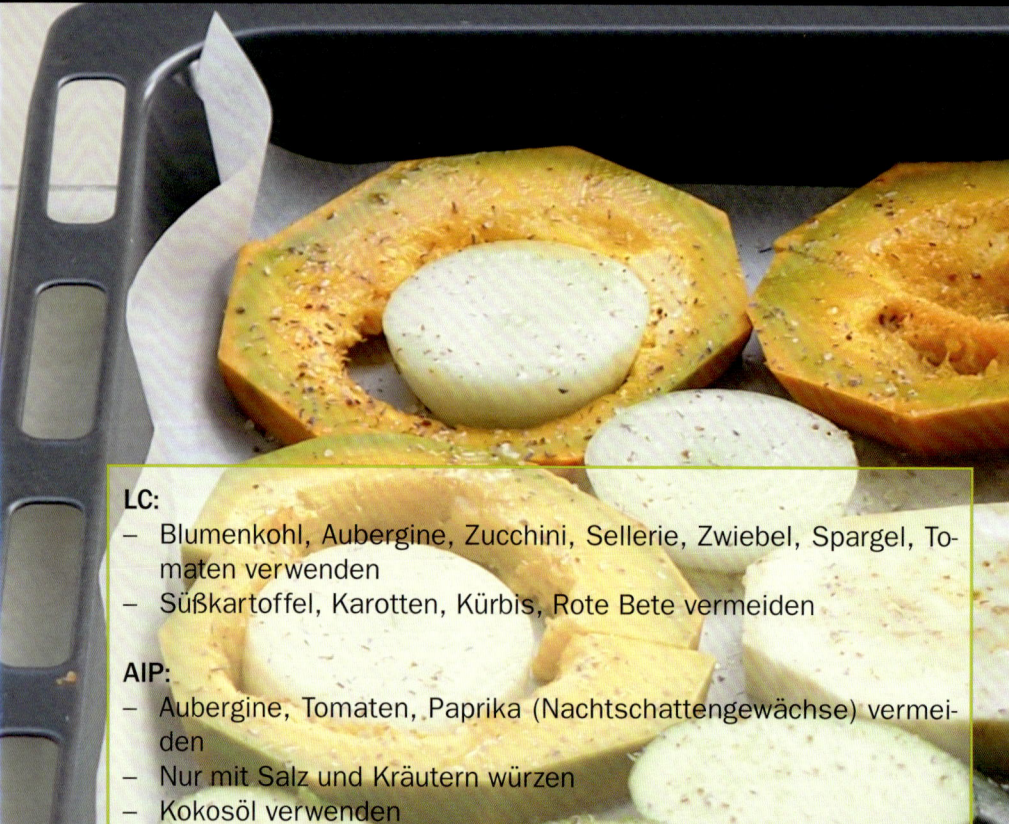

**LC:**
- Blumenkohl, Aubergine, Zucchini, Sellerie, Zwiebel, Spargel, Tomaten verwenden
- Süßkartoffel, Karotten, Kürbis, Rote Bete vermeiden

**AIP:**
- Aubergine, Tomaten, Paprika (Nachtschattengewächse) vermeiden
- Nur mit Salz und Kräutern würzen
- Kokosöl verwenden

## Zubereitung

Backofen auf 180 °C vorheizen und ein Backblech mit Backpapier auslegen. Gemüse putzen und in gleich dicke Scheiben schneiden. Gemüse auf Backblech verteilen und mit flüssigem Kokosöl oder Bratbutter bestreichen. Würzen und für ca. 30 Minuten in den Backofen schieben. Nach ca. 20 Minuten das Gemüse drehen und nochmals mit Kokosöl oder Bratbutter bestreichen. Fertig rösten.

### Serviervorschlag:

– Zu gebratenem oder gegrilltem Fleisch, Fisch oder Geflügel zusammen mit Kräutersauce servieren

**Alternativen:** Andere Gemüsesorten verwenden (auf Saison achten)

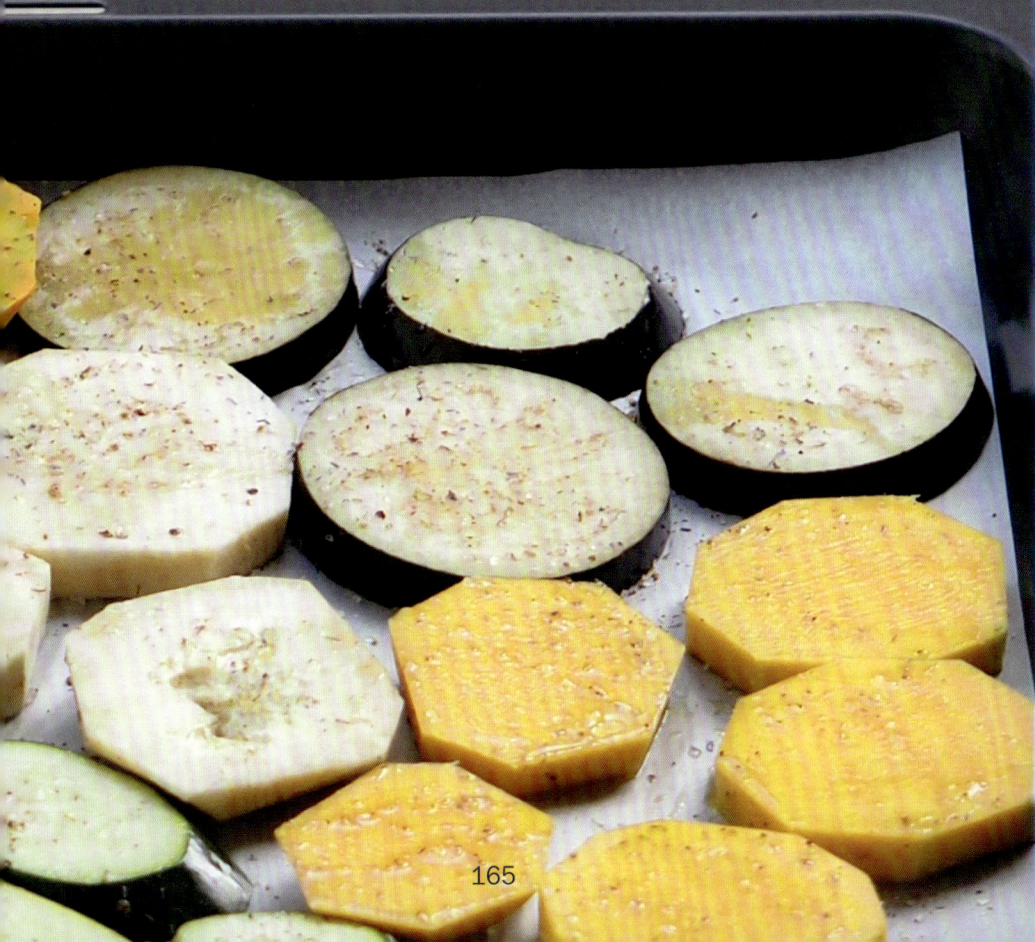

# Blumenkohl-Reis

**PB/LC/AIP**

## Zutaten
300 g Blumenkohl
Salz

## Zubereitung
Blumenkohl in der Küchenmaschine zerkleinern in die Größe von Reiskörnern. Alternativ kann der Blumenkohl auch von Hand geschnitten werden. Blumenkohl-Reis mit Salz bestreuen und im Dampfgarer oder in wenig Wasser in der Bratpfanne bissfest garen. Dauert nur 1 bis 2 Minuten.

## Serviervorschlag:
- Zu Currygericht, Pilzpfanne und zu Fisch servieren
- Kurz in einem Esslöffel Butter schwenken und zu grilliertem Fleisch, Fisch oder Geflügel servieren.
- Zusammen mit einem verquirlten Ei anbraten und zu Gemüse oder Salat essen

# Soße und Würzmischung

## Avocado-Mayonnaise

PB/LC/AIP

**Zutaten**

1 reife Avocado
2 EL Olivenöl
1 EL Limonensaft
1 EL Wasser
2 bis 3 Prisen Meersalz

**Zubereitung**

Avocado halbieren, Stein entfernen und aus der Schale lösen. Alle Zutaten in einen Mixbecher geben und mischen bis die Masse homogen ist. Mit Salz abschmecken. In einem verschlossenen Glasbehälter im Kühlschrank bis zu einer Woche haltbar.

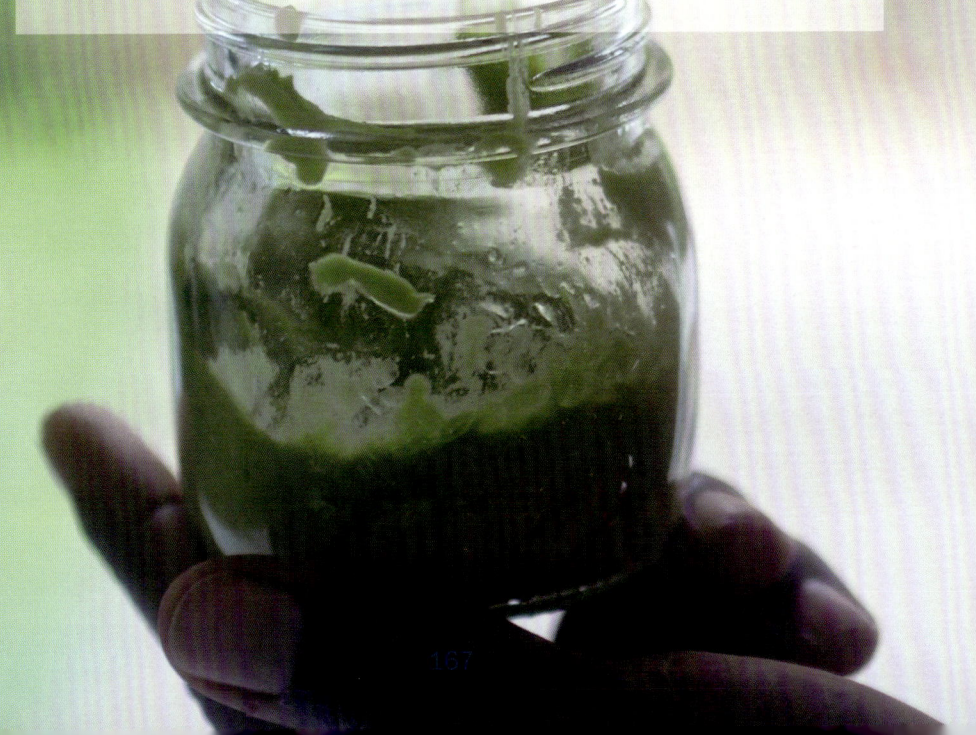

# Kräutersoße

## PB/LC

### Zutaten

100 ml Olivenöl extra Vergine
1 EL Sambal Oelek oder ½ EL frischer roter Chili
2 EL Weißweinessig
½ Bund frische Petersilie
½ Bund frischer Thymian
1 TL Meersalz
1 bis 4 Knoblauchzehen (optional)
frisch gemahlener Pfeffer

### Zubereitung

Olivenöl in ein Vorratsglas geben, dessen Öffnung groß genug ist, um mit dem Pürierstab in dem Glas arbeiten zu können. Alle Kräuter waschen und abtrocknen. Petersilie und Thymian von den Stängeln zupfen, Knoblauch schälen und klein schneiden. Falls frischer Chili verwendet wird, diesen waschen, teilen und Kerne entfernen. Anschließend klein schneiden. Alle Zutaten zum Olivenöl ins Glas geben. Mit dem Stabmixer vermischen bis alles sehr fein zerkleinert ist.

Glas ist verschlossen ca. 10 Tage im Kühlschrank haltbar.

**AIP:**
– Pfeffer, Sambal Oelek und Chili weglassen
– Etwas frischen Meerrettich dazugeben, um die Sauce schärfer zu machen

## Furikake-Würzmischung

PB/LC

**Zutaten**
2 Noriblätter
8 EL gerösteter weißer Sesam
4 EL schwarzer Sesam
2 EL Bonito-Flakes oder Extrakt (Asia-Shop)

**Zubereitung**
Noriblätter fein zerbröseln und zusammen mit allen andern Zutaten in einem Vorratsglas gut vermischen. Kann im verschlossenen Vorratsglas mehrere Wochen gelagert werden. Passt zu vielen Gemüsen, Suppen und über Salate.

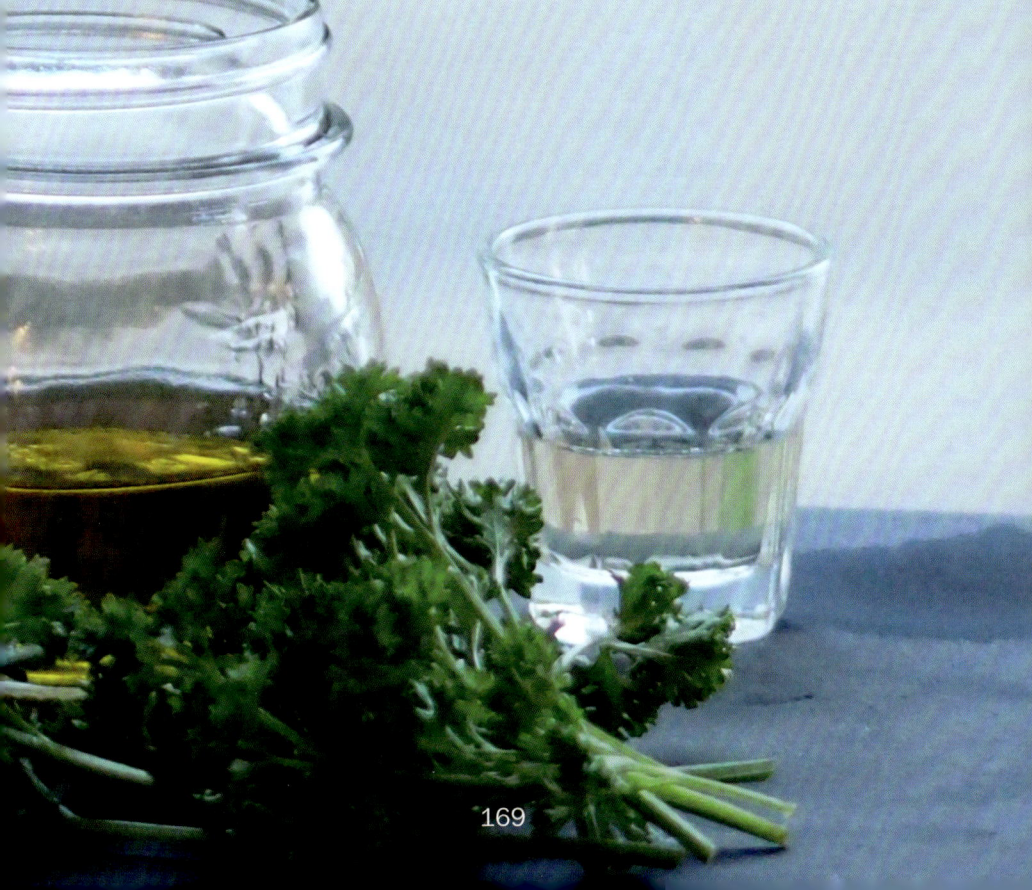

# Desserts á la Paleo

Auch auf Nachspeisen müssen Sie in der Paleo-Ernährung nicht verzichten. Weißer Zucker wird kaum verwendet, dafür aber Kokosblütenzucker in kleinen Mengen. Kokosblütenzucker ist ein Zuckerersatz und wird aus Kokosblüten hergestellt. Sie bekommen ihn im Reformhaus oder können ihn online bestellen.

## Kokosblütenzucker und sein glykämischer Wert[120]

Kokosblütenzucker ist vor allem wegen seinem sehr geringen glykämischen Wert bekannt geworden. Der glykämische Wert eines Lebensmittels gibt an, wie stark dieses den Blutzuckerspiegel ansteigen lässt. Niedrig-glykämische Nahrungsmittel sind für unser Wohlbefinden sehr förderlich, da sie keinen rapiden, sondern einen langsamen und gleichmäßigen Anstieg des Blutzuckerspiegels hervorrufen. Hoch-glykämische Lebensmittel verursachen hingegen einen Ansprung des Blutzuckers innerhalb kürzester Zeit. Haushaltszucker und viel Lebensmittel, die isolierte Kohlenhydrate enthalten, zählen zu den hoch-glykämischen Nahrungsmitteln.

## Kleine Naschereien im Alltag

Wenn Sie trotz allem der „süße Hunger" packt, dürfen Sie dem auch mal nachgeben. Greifen Sie am besten zu:
- 2 Stückchen Schokolade (mind. 70 % Kakaogehalt) (PB/LC)
- einer Handvoll Kokosflakes geröstet (PB/LC/AIP)
- 30 g Rohmilch-Hartkäse (z. B. Parmesan) (PB/LC)

## Häufigkeit Nachspeisen

Jeden Abend ein Dessert bringt Sie kaum ans Ziel.
Ab und zu eine Ausnahme versüßt das Leben.

# Bayrische Kokoscreme

| PB |
|----|

4 Portionen

**Zutaten:**
4 dl Kokosmilch
1 Teelöffel Vanillepulver oder das Mark einer Stange
40 g Kokosblütenzucker
1 Prise Salz
1 Blatt Gelatine
4 Eier

## Zubereitung
Gelatine-Blatt gemäß Packung vorbereiten.
Eier trennen und das Eiweiß mit einer Prise Salz steif schlagen.
In einer Pfanne die Kokosmilch, Kokosblütenzucker, Vanille und vorbereitete Gelatine unter ständigem Rühren bis kurz vor dem Siedepunkt erwärmen (nicht aufkochen).
Creme durch ein Sieb in eine Schüssel leeren und im Kühlschrank abkühlen lassen.
Nach ca. 2 bis 3 Stunden die steifgeschlagenen Eiweiße vorsichtig mit einem Spatel unter die Creme ziehen.

## Serviervorschlag
– Mit Früchten garnieren
– Paleo-Schwarzwald-Becher (Siehe Seite 173)

**LC:**
– Kokosblütenzucker ersetzen durch Stevia

**AIP:**
– keine AIP Version

# Kastanien-Brownies

**PB**

auf dem Backblech gebacken

## Zutaten:

100 g Butter, zimmerwarm
30 g Kokosblütenzucker
2 Eier
1 Prise Salz
1 TL gerieben frische Vanille
100 g Schokolade mit mindestens 70 % Kakaogehalt
½ Päckchen Backpulver
150 g Kastanienmehl (Reformhaus, Biomärkte etc.)
150 ml Kokosmilch
1 TL Zimt (optional)
1 TL Lebkuchengewürz (optional)

## Zubereitung

Ofen auf 150 °C aufheizen. Backblech (ca. 15 x 30 cm) mit Backpapier auslegen. Schokolade im Wasserbad schmelzen. Butter mit
Kokosblütenzucker schaumig rühren und die flüssige Schokolade
unter die Masse ziehen. Restlichen Zutaten dazugeben und alles
gut vermischen. Teig auf dem Backblech gleichmäßig verteilen.
30 Minuten bei 150 °C backen.

**LC:**
– Kokosblütenzucker durch entsprechende Menge Stevia ersetzen
– Kastanienmehl durch 50 g Kokosmehl ersetzen
**AIP:**
– Eier durch eine pürierte Banane oder 1 gegarte und pürierte
  Süsskartoffel ersetzen.
– Schokolade ersetzen durch 50 g Carobpulver (Reformhaus, Bio-
  märkte etc.)

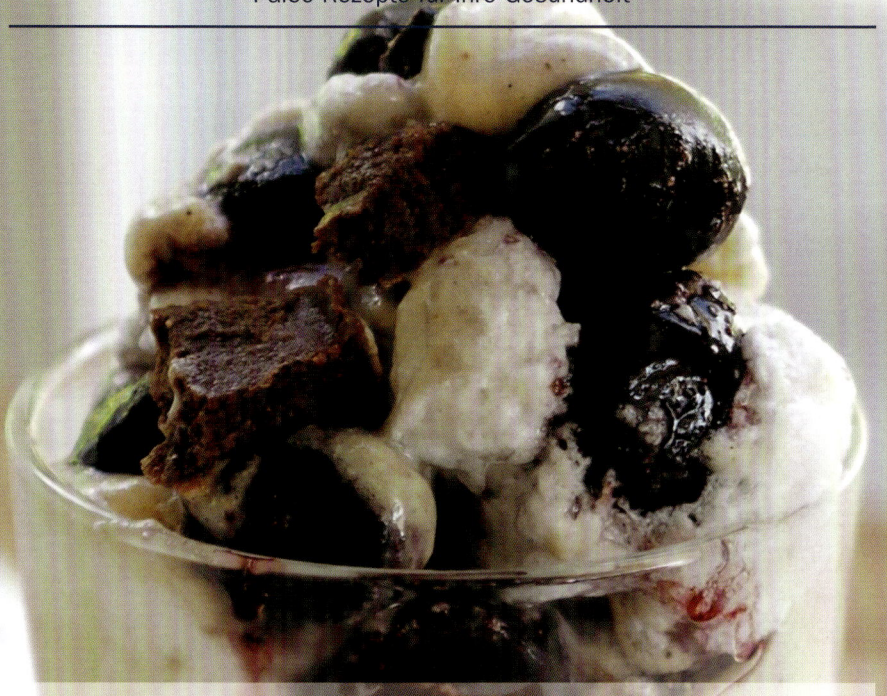

## Paleo-Schwarzwald-Becher

PB/LC

2 Portionen

**Zutaten**
2 Stück Kastanien-Brownies (lt. Rezept Seite 172)
4 bis 6 EL Bayrische Kokoscreme (lt. Rezept Seite 171)
Kirschen (frisch oder tiefgefroren)

**Zubereitung**
Brownies zerkleinern und in einem Glas alle Zutaten abwech-
selnd einfüllen.

# Beerenschale

PB

2 Portionen

## Zutaten
400 g Beerenmischung (frisch oder tiefgefroren)
1 EL Honig (optional)
ca. 1 dl Kokosmilch

## Zubereitung
300 g Beeren zusammen mit dem Honig und der Kokosmilch pürieren. In kleinen Schalen anrichten und mit den restlichen Beeren garnieren.

**LC:**
 Honig durch Stevia ersetzen

**AIP:**
– Honig weglassen

## Paleo-Kekse

PB

ca. 12 Stück

**Zutaten**

| | |
|---|---|
| 50 g Butter, zimmerwarm | 1/4 TL Backpulver |
| 1 Ei | 50 g Schokoladewürfel |
| 20 g Kokosblütenzucker | Salzflakes (optional, erhältlich im |
| 1 TL Vanillepulver | Feinkostgeschäft, z. B. Maldon |
| 90 g Maniokmehl | Seesalz) |
| 40 g Collagen | |

**Zubereitung**

Ofen auf 180 °C vorheizen und Backblech mit Backpapier auslegen. Butter zusammen mit Ei, Kokosblütenzucker und Vanillepulver
verrühren. Maniokmehl dazu sieben, Collagen, Backpulver und
Schokoladewürfel dazugeben. Alles vermischen bis ein cremiger
Teig entsteht. Teig gleichmäßig mit einem Löffel auf dem Backblech ausstreichen. 15 bis 20 Minuten backen bis die Kekse am
Rande knusprig sind und innen noch weich.

**LC:**
 –  Maniokmehl durch 30 g Kokosmehl ersetzen

**AIP:**
–  keine AIP Version

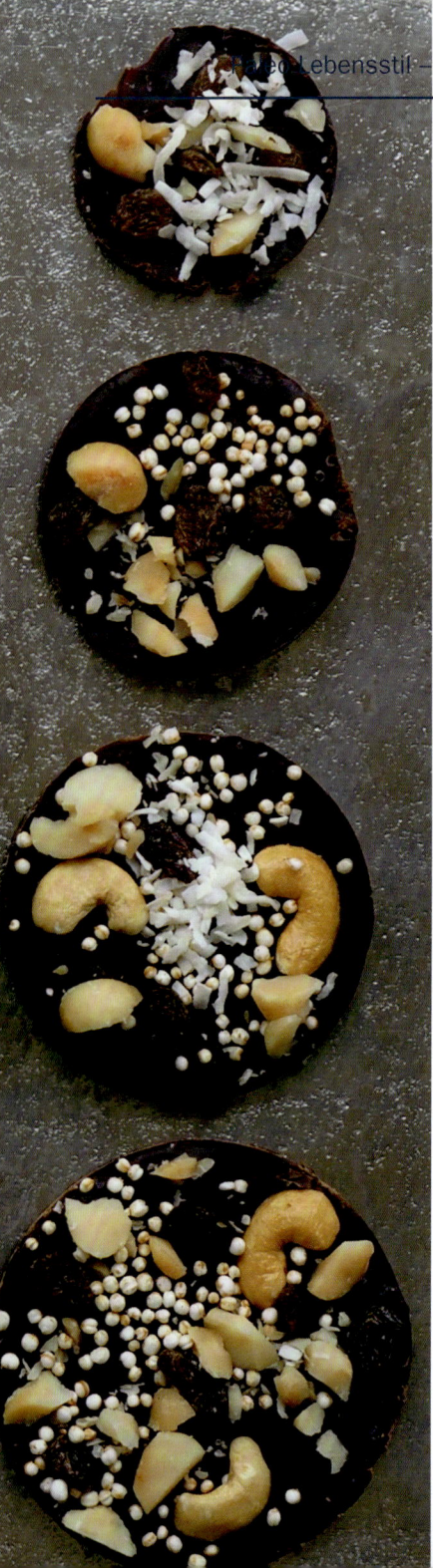

## Paleo-Florentiner

| PB |
|----|

ca. 8 Stück

### Zutaten
50 g Schokolade (mindestens 70 % Kakaogehalt)
20 g Nüsse
10 g Trockenfrüchte
10 g Kokosflakes
10 g Quinoa Pops (erhältlich im Reformhaus, Biomärkte etc.)

### Zubereitung
Backblech mit Backpapier auslegen und ca. 4 runde Keksausstecher oder Garnierringe auf das Backpapier legen.
Schokolade schmelzen und in die Ringe gleichmäßig verteilen. Die Nüsse, Trockenfrüchte und die Kokosflakes darüber streuen. Im Kühlschrank ca. 2 bis 4 Stunden kühlen bis die Schokolade wieder richtig fest ist. Vorsichtig aus den Ringen lösen und genießen.

**LC:**
– Schokolade mit 80% Kakao verwenden
– Macadamia Nüsse verwenden
– keine Trockenfrüchte und Quinoa Pops verwenden

**AIP:**
– keine AIP Version

# Knusper-Avocado

| PB |
|----|

2 Portionen

## Zutaten

1 reife Avocado
½ Banane
20 g Macadamianüsse (ca. 10 bis 15 Stück)
50 g Schokolade (mindestens 70 % Kakaogehalt)
1 Prise Zimt, mahlen

## Zubereitung:

Avocado halbieren, Stein entfernen und mit einer Gabel aus der Schale lösen. Von jeder Hälfte unten ein bisschen von der Rundung wegschneiden, damit die Avocadohälften schön auf den Tellern stehen.

Schokolade im Wasserbad schmelzen, Macadamianüsse grob zerhacken und die halbe Banane in kleine Würfel schneiden.

Je einen Viertel der flüssigen Schokolade in die Vertiefungen der beiden Avocadohälften füllen. Macadamiastücke und die gewürfelte Bananen auf die Avocado verteilen und mit der restlichen flüssigen Schokolade beträufeln.

**LC:**
– Banane weglassen und durch Kokosflakes ersetzen

**AIP:**
– Schokoladesoße ersetzen durch Carbosoße (Carobpulver mit Kokosmilch und etwas Zucker vermischen)
– Macadamianüsse weglassen und durch mehr Banane oder Kokosflakes ersetzen

## Melonen-Eis

**PB/AIP**

2 Portionen

**Zutaten**

500 g Fruchtfleisch einer Melone nach Wahl
(Honigmelone, Wassermelone etc.)
1 bis 2 EL Puderzucker (optional)
1 bis 2 dl Kokosmilch (alternativ: Joghurt oder
Sahne)

**Zubereitung**

Melone entkernen und in Würfel (ca. 2 cm)
schneiden. Melonenwürfel in eine flache Vorrats-
schale oder einen Plastikbeutel geben und mindestens für zwei Stunden in der Tiefkühltruhe er-
kalten lassen. Gefrorene Melonenwürfel zusammen mit etwas Kokosmilch und Puderzucker pürieren bis eine cremige Masse entsteht.

Softeis, ohne Sahne: sofort Essen
Eiscreme, mit Sahne: Masse nach dem Zerkleinern nochmals für ca. 1 Stunden in den Tiefküh-
ler geben

Garnitur: Melonenkugeln und frische Pfefferminz-
blätter

**AIP:**
–  Kokosmilch verwenden
–  ohne Puderzucker zubereiten

# Noch ein paar Hinweise für Sie und das Nachkochen der Paleo-Kost

### Collagen[123]

In vielen Rezepten wird Collagen verwendet. Das sind bioaktive Peptide in Pulverform. Die Peptide bestehen aus konzentrierten kollagenen Eiweiß-Bestandteilen, die 9 von 10 essentiellen Aminosäuren sowie wertvolle Mikro-Nährstoffe enthalten. Als ausgewogene Nahrungsergänzung stärken bioaktive Collagen-Peptide nachhaltig und tragen zu einer verbesserten Hautstruktur sowie erhöhter Gelenkmobilität bei. Verbrauchtes Protein wird durch die Einnahme von Collagen hervorragend ersetzt, wobei dem Körper und der Haut essentielle Aminosäuren zugeführt werden zur raschen Erholung von Belastungen. Achten Sie beim Kauf von Kollagen auf die Herkunft und Qualität. Sie können Kollagen mit neutralem Sport-Eiweißpulver ersetzten. Bitte fragen Sie beim Hersteller nach, ob das Eiweißpulver auch erhitzt werden kann.

### Maniokmehl[121]

Das feine, leicht gelbliche glutenfreie Maniokmehl eignet sich gut für Teige, Kuchen und viele andere Backwaren. Das Mehl wird aus der Maniokwurzel gewonnen, die nach traditionellen Verfahren angebaut, geerntet und vermahlen wird. Maniok ist auch unter dem Namen Kassava oder Cassava bekannt und gehört zur Familie der Wolfsmilchgewächse. Maniokmehl ist erhältlich im Reformhaus, Biomärkten etc.

### Kokosmehl[122]

Das Kokosmehl wird durch feines Mahlen des Presskuchens gewonnen, der bei der Pressung des Kokosöls entsteht. Im Mehl bleibt nur noch ein Öl-Gehalt von ca. 7 bis 9 % erhalten, es sind ca. 24 % Kohlenhydrate darin, 18 % Protein und 41 % Ballaststoffe.

Das glutenfreie Kokosmehl kann zum Backen und Panieren verwendet werden. Das Mehl hat einen leicht süßlichen Geschmack und ist extrem ergiebig. Kokosmehl kann nicht 1:1 ersetzt werden, da es ein viel höheres Quellvermögen besitzt. Kokosmehl erhalten Sie ebenfalls in Reformhäusern, Biomärkten usw.

## Paleo-Mahlzeiten im Restaurant

Essen im Restaurant kann am Anfang eine Herausforderung sein. Doch je besser Sie Bescheid wissen, welche Nahrungsmittel in der Paleo-Ernährung bevorzugt werden sollten, desto einfacher wird die Wahl.

Wählen Sie ein Stück Fleisch, Fisch oder Geflügel mit Salat oder Gemüse. Verzichten Sie auf Soßen. Geben Sie selbst am Tisch etwas Butter oder Olivenöl auf das Gemüse. So können Sie fast in jedem Restaurant eine Paleo-Mahlzeit genießen. Ich habe Ihnen eine Liste mit Gerichten zusammengestellt, die Sie meistens bedenkenlos essen können:

- Thunfischsalat (Fragen Sie, ob der Thunfisch in Sojaöl eingelegt war – das wollen Sie nicht. Salzwasser oder Olivenöl ist vorzuziehen.)
- Kebab in der Box (verzichten Sie auf Cocktailsoße, nehmen Sie die scharfe Chilisauce, kein Fladen und keine Pommes)
- Rinder-Carpacio mit Salat (Toast weglassen)
- Griechischer Salat
- Rindertartar mit Salat oder Gemüse
- Sushi
- Sahsimi mit Algensalat
- Cesar Salat (ohne Brotwürfel bestellen, Soße selbst aus Olivenöl und Essig am Tisch dazugeben)

# Paleo-Autoimmun-Protokoll

## Nahrungsmittelliste

**Unbedenkliche Nahrungsmittel in der Eliminationsphase:**[124]
- Kalbfleisch und Geflügel (Bio-Qualität)
- Organe (Herz, Leber, Nieren)
- Fisch und Meeresfrüchte
- Selbstgemachte Knochensuppe und Hühnerbrühe
- Früchte (in kleinen Mengen)
- Blattgemüse
- Blattkräuter (z. B. Petersilie, Thymian, Oregano, Majoran)
- stärkehaltiges Wurzelgemüse wie zum Beispiel Süßkartoffel, Petersilienwurzel, Pastinake, Maniokwurzel, Sellerie etc.
- Zwiebel und Knoblauch
- Ingwer und Zitronengras
- Chufa (Erdmandelflocken) aus dem Reformhaus. Erdmandel auch Tigernuss oder Chufa genannt, sind die braunen, runden, erbsengroßen, stark ölhaltigen Knollen der krautigen Pflanze aus der Familie der Sauergrasgewächse
- Probiotika und fermentierte Lebensmittel (Kombucha, Wasserkefir – jedoch kein milchbasierter Kefir –, rohes, selbstfermentiertes Sauerkraut)
- Kokosöl, Olivenöl, Avocadoöl, Leinsamenöl
- Kokosnussprodukte: Kokosraspeln und -chips, Kokosmilch, Kokoskefir, Kokosbutter
- Ursalz oder Himalaya-Salz (rosa)
- Zimt, Nelke, Safran, Turmeric bzw. Kurkuma
- Apfelessig
- Oliven

**Zu meidende Nahrungsmittel:**
- Gluten (Getreide wie Weizenprodukte, Roggen oder Kamut)
- Pseudogetreide (Reis, Mais, Quinoa, Amarant, Buchweizen, Hirse)

- Hafer
- Hefe
- Nachtschattengewächse (Kartoffeln, Tomaten, Paprikaschoten, alle Chiliarten, Auberginen, Goji-Beeren)
- Milchprodukte inkl. Butter, auch aus Ziegenmilch
- Eier
- Hülsenfrüchte
- Sojaprodukte
- Nüsse (auch Muskatnuss)
- Samen
- ätherische Gewürze (z. B. Kümmel, Anis) und Gewürzkörner (z. B. Pfeffer, Koriander)
- jodiertes und raffiniertes Speisesalz
- Pflanzenöle (z. B. Rapsöl, Sonnenblumenöl)
- Säfte jeglicher Art
- Zucker jeglicher Art
- Kaffee
- alles, wogegen Sie allergisch sind

# Bezugsquellen

## Onlineshops für:
- Kokosmehl
- Maniokmehl
- Nativem Kokosöl
- Coconut Aminos

Paleo Paradies http://www.paleo-paradies.de/
Dr. Goerg http://www.drgoerg.com/shop
nu3 https://www.nu3.de/
für die Schweiz zusätzlich http://www.paleofood.center/

## Qualitativ hochwertiges Collagen
Valemis AG, Reussstrasse 2, CH-6340 Baar,
http://www.collamin.com/web/site/buy/info@valemis.ch (online
Shop folgt demnächst für D und CH)
Primal State http://primal-state.de/primal-collagen/

## Ärzte-Liste Deutschland
Liste von Umweltärzten in Deutschland
http://www.umweltrundschau.de/cms/the-news/729-liste-von-
umweltaerztenklinikenvereinenverbaendentherapeutenorganisationen
http://www.jameda.de/aerzte/hygiene-u-umweltmedizin/fachgebiet/

## Weiterführende Informationsquellen
### Deutschland
Eine fast vollständige Zusammenstellung der deutschsprachigen
Paleo-Blogs und Internetseiten http://www.paleo-planet.de/seiten/

### Schweiz
Schweizerische Paleo Vereinigung http://www.paleoschweiz.ch/
Pure Food by Romy Dollé http://romydolle.com/cms/
Kochen nach Paleo http://edition-nm.ch/

## Paleo Bücher in deutscher Sprache

Der Paleo Code von Romy Dollé

Gute Fette. Böse Fette von Romy Dollé

Früchtewampe von Romy Dollé

Paleo Power for Life von Nico Richter

Paleo Power Everyday von Nico Richter

Die Paleo-(R)Evolution: Gesund durch Ernährung im Einklang mit unserem genetischen Erbe von Heidrun Schaller

Das große Buch der Paleo Ernährung von Diane Sanfilippo und Bill Hayley

Paleo Küche für Genießer von Danielle Walker

Kochen nach Paleo von Monica Schlatter und Nadja Reimann

The Autoimmune Protocol von Dr. Sarah Ballantyne

## Index

1 www.zentrum-der-gesundheit.de/gluten

2 Interview von Dr. William Willett mit Jonathan Bailor
https://itunes.apple.com/us/podcast/dr.-walter-willett-chat-worlds/id541602331?i=351486413&mt=2

3 Dr. Robert Lustig, „Sugar: The Bitter Truth"

4 http://keinfitnessstudio.blogspot.ch/2013/06/beforenafter-tipp-10-trink-himalayasalz.html

5 http://www.welt.de/gesundheit/article136789196/Das-viele-Sitzen-macht-uns-krank.html

6 http://jnci.oxfordjournals.org/content/106/7/dju206.full

7 http://www.ncbi.nlm.nih.gov/pmc/articles/PMC2938886/

8 http://www.ncbi.nlm.nih.gov/pmc/articles/PMC2453303/

9 http://www.nytimes.com/2010/11/28/magazine/28athletes-t.html?_r=3&

10 http://archinte.jamanetwork.com/article.aspx?articleid=1135414

11 http://io9.com/5953154/why-getting-physically-stronger-will-help-you-to-live-longer

12 http://www.zentrum-der-gesundheit.de/osteoporose.html#ixzz3lFiQ6BMe

13 http://biomedgerontology.oxfordjournals.org/content/55/7/B347.short

14 http://www.sciencedirect.com/science/article/pii/0047637489900997

15 Dave Dollé, Fitness-Experte, www.davedolle.com

16 http://arbeitsblaetter.stangl-taller.at/STRESS/

17 http://arbeitsblaetter.stangl-taller.at/STRESS/Stressbewaeltigung.shtml

18 http://albertellis.org/

19 http://www.tv-gesund.de/GesundLeben/Warum-ausreichend-Schlaf-so-wichtig-ist.html

20 http://www.netdoktor.de/krankheiten/metabolisches-syndrom/
21 https://m.box.com/shared_item/
https%3A%2F%2Fapp.box.com%2Fs%2F7zrxtxstzc6tdeizjosmgcxrd4t07epb
22 http://www.marksdailyapple.com/is-the-paleo-diet-supported-by-scientific-research/#axzz3htmOCgRM
23 http://www.marksdailyapple.com/is-the-paleo-diet-supported-by-scientific-research/#axzz3htmOCgRM
24 http://www.adipositas-gesellschaft.de/index.php?id=39
25 WHO. Obesity: preventing and managing the global epidemic. WHO Technical Report Series 894, Genf 2000
26 Despres JP, Lemieux I, Prud'homme D. Treatment of obesity: need to focus on high risk abdominally obese patients. BMJ 2001; 322: 716-720
27 Lean ME, Han TS, Morrison CE. Waist circumference as a measure for indicating need for weight management. BMJ 1995; 311: 158-161
28 European Association for the study of Obesity. Guidelines for the management of obesity in adults. European Project for Primary Care. 2002.
29 http://www.natur-struktur.ch/populationen/epidemien.html
30 http://chriskresser.com/reframing-the-obesity-debate-causeeffect-genetics-robot-clones/
31 http://www.marksdailyapple.com/is-the-obesity-epidemic-exaggerated/#ixzz3iQukxaiZ
32 https://www.unispital-basel.ch/medien/mediencommuniques/detail/article/2013/11/14/bei-starkem-uebergewicht-wirken-operationen-besser-als-diaeten/
33 http://www.bmj.com/content/347/bmj.f5934
34 http://www.cholesterol-and-health.com/Does-Cholesterol-Cause-Heart-Disease-Myth.html
35 http://www.swissheart.ch/index.php?id=82&L=13
36 http://www.onmeda.de/medikamente/glossar/T/Triglyceride.html
37 http://articles.mercola.com/sites/articles/archive/2015/08/02/heart-disease-risk-factors.aspx?e_cid=20150813Z2_WNL_art_2&utm_source=wnl&utm_medium=email&utm_content=art2&utm_campaign=20150813Z2&et_cid=DM82272&et_rid=1072871639
38 http://chriskresser.com/the-diet-heart-myth-statins-dont-save-lives-in-people-without-heart-disease/
39 http://www.thennt.com/nnt/statins-for-heart-disease-prevention-without-prior-heart-disease/
40 http://circoutcomes.ahajournals.org/content/5/6/750.full?sid=5bfb47bc-ce6d-4800-9693-2721f911c08c
41 http://www.ncbi.nlm.nih.gov/pubmed/21928900
42 Dr. Chris Kresser https://chriskresser.com/pills-or-paleo-reversing-high-blood-pressure/
43 http://flexikon.doccheck.com/de/Arterielle_Hypertonie
44 Dr. Chris Kresser https://chriskresser.com/pills-or-paleo-reversing-high-blood-pressure/
45 http://www.ncbi.nlm.nih.gov/pubmed/23414424

46 http://www.ncbi.nlm.nih.gov/pubmed/19604407

47 Dr. Chris Kresser https://chriskresser.com/pills-or-paleo-reversing-high-blood-pressure/

48 Dr. Chris Kresser http://chriskresser.com/shaking-up-the-salt-myth-when-salt-reduction-may-be-warranted/

49 http://jama.jamanetwork.com/article.aspx?articleid=1105553

50 http://www.metabolismjournal.com/article/S0026-0495(10)00329-X/abstract

51 http://www.ncbi.nlm.nih.gov/pubmed/16431193

52 Dr. Chris Kresser http://chriskresser.com/shaking-up-the-salt-myth-healthy-salt-recommendations/

53 http://www.hardtailzbar.com/WAnOg2dw76258/

54 http://www.diabetesgesellschaft.ch/diabetes/diabetes-typ-1/

55 http://www.diabetesgesellschaft.ch/diabetes/diabetes-typ-2/

56 http://www.ncbi.nlm.nih.gov/pubmed/16454166

57 http://www.ncbi.nlm.nih.gov/pubmed/22650646

58 http://www.ncbi.nlm.nih.gov/pubmed/21378215

59 http://www.diabetesandenvironment.org/home/other/diet/breastfeeding

60 http://qjmed.oxfordjournals.org/content/98/8/547.long

61 http://www.nature.com/ajg/journal/v107/n10/abs/ajg2012219a.html

62 Dr. Chris Kresser https://chriskresser.com/pills-or-paleo-preventing-and-reversing-type-2-diabetes/

63 http://www.marksdailyapple.com/type-1-diabetes-paleo-primal/#ixzz3htnksXM2

64 http://www.dermatologie.usz.ch/PATIENTENUNDBESUCHER/KRANKHEITSBILDER/Seiten/Autoimmunkrankheiten.aspx

65 http://www.gesundheit.de/krankheiten/autoimmunkrankheiten/grundlagen-zu-autoimmerkrankungen/autoimmunkrankheiten-ursachen

66 Dr. Sarah Ballantyne http://www.thepaleomom.com/autoimmunity/the-autoimmune-protocol

67 Dr. Sarah Ballantyne http://www.thepaleomom.com/the-paleo-approach-reverse-autoimmune-disease-and-heal-your-body

68 http://www.rheumaliga.ch/Ursachen

69 http://www.marksdailyapple.com/arthritis-diet/#ixzz3hy1KxheA

70 http://www.ncbi.nlm.nih.gov/pubmed/11600749

71 http://www.ncbi.nlm.nih.gov/pubmed/19404958

72 http://coolinginflammation.blogspot.ch/2008/09/glucosamine-paininflammation-relief.html

73 http://cdn.marksdailyapple.com/wordpress/wp-content/uploads/2010/09/barefootwalking.pdf

74 http://articles.mercola.com/sites/articles/archive/2010/08/16/rheumatoid-arthritis-protocol.aspx

75 http://articles.mercola.com/sites/articles/archive/2010/08/16/rheumatoid-arthritis-protocol.aspx

76 http://articles.mercola.com/sites/articles/archive/2010/08/16/rheumatoid-arthritis-protocol.aspx

77 http://evolutionarypsychiatry.blogspot.ch/2012/02/magnesium-deficiency-and-fibromyalgia.html
78 http://articles.mercola.com/sites/articles/archive/2010/08/16/rheumatoid-arthritis-protocol.aspx
79 http://drcarolyndean.com/2010/08/cancel-the-calcium/
80 http://www.ncbi.nlm.nih.gov/pubmed/22109896
81 http://www.focus.de/gesundheit/ratgeber/gelenkschmerzen/rheuma/fibromyalgie/vorbeugung_aid_26084.html
82 https://chriskresser.com/is-fibromyalgia-caused-by-sibo-and-leaky-gut/
83 http://www.ncbi.nlm.nih.gov/pubmed/15361320
84 http://www.ncbi.nlm.nih.gov/pubmed/10027670
85 Jean-Philippe Bonjour
https://www.rosenfluh.ch/media/ernaehrungsmedizin/2011/02/07_Proteinzufuhr_2.11.pdf
86 http://www.myhandicap.ch/gesundheit/koerperliche-behinderung/multiple-sklerose/?gclid=CKKKjsLVr8cCFWnLtAodIAUKPg
87 http://www.gesundheitsforschung-bmbf.de/de/neurodegenerative-erkrankungen.php
88 http://www.gesundheitsforschung-bmbf.de/de/neurodegenerative-erkrankungen.php
89 Siehe Liste „Zu Alzheimer" im Anhang des Buches
90 http://www.sprechzimmer.ch/sprechzimmer/Krankheitsbilder/Fettleber_Fettleberentzuendung_Steatohepatitis.php
91 http://www.internisten-im-netz.de/de_leber-funktion_852.html
92 http://www.leber-ratgeber.de/leber/erkrankungen/fettleber/
93 http://www.albers-concepts.com/
94 http://nourishholisticnutrition.com/ten-signals-your-liver-needs-to-detox/#sthash.NESLQXcd.dpuf
95 http://thepaleomama.com/2014/02/food-based-liver-detox/
96 http://www.leber-ratgeber.de/leber/leberschutz/vorbeugung/
97 http://nourishholisticnutrition.com/ten-signals-your-liver-needs-to-detox/
98 http://ypsi.de/
99 http://flexikon.doccheck.com/de/Krebs
100 http://flexikon.doccheck.com/de/Krebs
101 http://flexikon.doccheck.com/de/Krebs
102 http://articles.mercola.com/sites/articles/archive/2013/06/16/ketogenic-diet-benefits.aspx
103 http://flexikon.doccheck.com/de/Krebs
104 http://drjockers.com/18-ways-to-beat-eczema-acne-and-psoriasis/
105 http://drjockers.com/18-ways-to-beat-eczema-acne-and-psoriasis/
106 http://www.gesundheit.de/wissen/haetten-sie-es-gewusst/medizinische-begriffe/mitochondrien
107 Perricone C, De Carolis C, Perricone R. Glutathione: a key player in autoimmunity. Autoimmun Rev. 2009 Jul;8(8):697-701.

108 http://www.g-netz.de/Gesundheit_A-Z/Index_T-Z/verdauungsstoerungen/ verdauungsbeschwerden.shtml

109 http://www.sprechzimmer.ch/sprechzimmer/Krankheitsbilder/Depression_ depressive_Episode.php

110 http://www.theguardian.com/lifeandstyle/2015/jan/04/depression-allergic-reaction-inflammation-immune-system?CMP=share_btn_fb

111 http://www.ncbi.nlm.nih.gov/pubmed/15123503?dopt=Abstract

112 http://www.ncbi.nlm.nih.gov/pubmed/17397549?ordinalpos=1&itool=Entrez-System2.PEntrez.Pubmed.Pubmed_ResultsPanel.Pubmed_SingleItemSupl. Pubmed_Discovery_PMC&linkpos=3&log$=citedinpmcarticles&logdbfrom= pubmed

113 http://articles.mercola.com/sites/articles/archive/2014/08/07/ prolonged-sitting-depression.aspx

114 http://fitness.mercola.com/sites/fitness/archive/2015/01/23/brain-benefits-exercise.aspx

115 http://articles.mercola.com/sites/articles/archive/2014/02/20/meditation-relaxation-response.aspx

116 http://www.forbes.com/sites/alicegwalton/2015/02/09/7-ways-meditation-can-actually-change-the-brain/

117 http://articles.mercola.com/sites/articles/archive/2015/07/30/depression-makes-brain-smaller.aspx?e_cid=20150813Z2_WNL_art_1&utm_source= wnl&utm_medium=email&utm_content=art1&utm_campaign= 20150813Z2&et_cid=DM82272&et_rid=1072871639

118 http://medicalxpress.com/news/2015-08-inflammation-telomere-length-healthy-longevity.html

119 http://primal-state.de/wenn-dein-koerper-faelschlicherweise-glaubt-du-konsumierst-gluten/

120 http://www.zentrum-der-gesundheit.de/kokosbluetenzucker.html#ixzz3mxy1Klct

121 http://www.kleine-steinzeit.de/lebensmittel/sonstiges/mehle/maniokmehl-1kg.html

122 http://www.kleine-steinzeit.de/lebensmittel/sonstiges/mehle/kokosmehl-teilentol.html

123 http://valemis.ch/collamin-kollagen-peptide.shtml

124 https://autoimmunpaleo.wordpress.com/about/ und http://autoimmune-paleo.com/paleo-autoimmune-protocol-print-out-guides/

# Zu Alzheimer
Fussnote 89

The Alzheimer's Antidote von Amy Berger
Reversal of cognitive decline: A novel therapeutic program. Bredesen, D. Aging, Vol 6, No 9 , pp 707-717
1. Alzheimer's Association. Alzheimer's facts and figures. http://www.alz.org/alzheimers_disease_facts_and_figures.asp
2. Eli Lilly and Company. Lilly Halts Development of Semagacestat for Alzheimer's Disease Based on Preliminary Results of Phase III Clinical Trials. Aug 17, 2010. http://newsroom.lilly.com/releasedetail.cfm?releaseid=499794.
3. Kroner Z. The relationship between Alzheimer's disease and diabetes: Type 3 diabetes? Altern Med Rev. 2009;14(4):373-9.
4. Cordain, L Eaton SB, Sebastian A, et al. Origins and evolution of the Western diet: health implications for the 21st century. Am J Clin Nutr 2005;81:341-354.
5. Cordain L Eaton SB. Evolutionary aspects of diet: old genes, new fuels. World Rev Nutr Diet 1997;81:26-37
6. Cordain L, Eades MR, Eades MD. Hyperinsulinemic diseases of civilization: more than just Syndrome X. Comp Biochem Physiol A Mol Integr Physiol. 2003;136(1):95-112.
7. Barnard, RJ. Prostate cancer prevention by nutritional means to alleviate metabolic syndrome. Am J Clin Nutr. 2007 Sep;86(3):s889-93.
8. Tortora G, Derrickson B, eds. Principles of Anatomy and Physiology. Hoboken, NJ: John Wiley & Sonds, Inc., 2006;474.
9. Volek JS, Feinman RD. Carbohydrate restriction improves the features of Metabolic Syndrome. Metabolic Syndrome may be defined by the response to carbohydrate restriction. Nutr Metab (Lond). 2005 Nov 16;2:31.
10. Reiman E, Kewei C, Alexander G, et al. Functional brain abnormalities in young adults at genetic risk for late-onset Alzheimer's dementia. Proc Natl Acad Sci USA 2004;101(1):284-289.
11. Fukuyama H, Ogawa M, Yamauchi H, et al. Altered cerebral energy metabolism in Alzheimer disease: a PET study. J Nucl Med 1994;35(1):1-6.
12. Mosconi L, De Santi S, Li J, et al. Hippocampal hypometabolism predicts cognitive decline from normal aging. Neurobiol Aging 2008;29(5):676-692.
13. Cook D, Leverenz J, McMillan P, et al. Reduced hippocampal insulin-degrading enzyme in late-onset Alzheimer's disease is associated with the apolipoprotein E-ε4 allele. Am J Pathol 2003;162(1):313-9.
14. Xie L, Helmerhorst E, Taddei K, et al. Alzheimer's β-amyloid peptides compete with insulin for binding to the insulin receptor. J Neurosci. 2002;22(10):RC221.
15. Qiu W, Walsh D, Ye Z, et al. Insulin-degrading enzyme regulates extracellular levels of amyloid β-protein by degradation. J Biol Chem 1998;273(49):32730-8.
16. Ott A, Stolk R, Van Harskamp F, et al. Diabetes mellitus and the risk of dementia: the Rotterdam study. Neurology 1999;53(9)1937-42.

17. Martin B, Mattson MP, Maudsley S. Caloric restriction and intermittent fasting: two potential diets for successful brain aging. Ageing Res Rev 2006;5(3):332-53.
18. Prolla TA, Mattson MP. Molecular mechanisms of brain aging and neurodegenerative disorders: Lessons from dietary restriction. Trends Neurosci 2001;24(11 Suppl):S21-31.
19. Veech R. The therapeutic implications of ketone bodies: the effects of ketone bodies in pathological conditions: ketosis, ketogenic diet, redox states, insulin resistance, and mitochondrial metabolism. Prostaglandins Leukot Essent Fatty Acids 2003;70(3):309-19.
20. Devlin T, ed. Textbook of Biochemistry with Clinical Correlations. Hoboken, NJ:John Wiley & Sons, Inc., 2011;691-702.
21. Wickelgren, I. Tracking insulin to the mind. Science 1998;280(5363):517-9.
22. Henderson S. Ketone bodies as a therapeutic for Alzheimer's disease. Neurotherapeutics 2008;5(3):470-80.
23. VanItallie T and Nufert T. Ketones: metabolism's ugly duckling. Nutr Rev 2003;61(10):327-41.
24. Henderson ST, Vogel JL, Barr LJ, et al. Study of the ketogenic agent AC-1202 in mild to moderate Alzheimer's disease: a randomized, double-blind, placebo-controlled, multicenter trial. Nutr Metab (Lond) 2009;6:31.
25. Reger MA, Henderson ST, Hale C, et al. Effects of beta-hydroxybutyrate on cognition in memory-impaired adults. Neurobiol Aging 2004;25(3):311-4.
26. Krikorian R, Shidler M, Dangelo K, et al. Dietary ketosis enhances memory in mild cognitive impairment. Neurobiology of Aging 2012;33:425e19-425e27.
27. Gasior M, Rogawski M, and Hartman A. Neuroprotective and disease-modifying effects of the ketogenic diet. Behav Pharmacol 2006;17(5-6):431-9.
28. Cordain L. The nutritional characteristics of a contemporary diet based on Paleolithic food groups. J Am Nutraceut Assoc 2002;5:15-24.
29. Siri-Tarino P, Sun Q, Hu F, et al. Meta-analysis of prospective cohort studies evaluating the association of saturated fat with cardiovascular disease. Am J Clin Nutr 2010;91(3):535-46.

## Scientific papers:

+ Nutrition and Alzheimer's disease: The detrimental role of a high carbohydrate diet. Seneff, Wainright, Mascitelli. Eur J Intern Med. 2011 Apr;22(2):134-40. (*Most highly recommended. It is very scientifically detailed, but if you are of a mind to read and understand it, it is extremely educational.)
+ Brain metabolic dysfunction at the core of Alzheimer's disease. de la Monte SM, Tong M. Biochem Pharmacol. 2014 Apr 15;88(4):548-59.
+ Type 3 diabetes is sporadic Alzheimer's disease: mini-review. de la Monte SM. Eur Neuropsychopharmacol. 2014 Dec;24(12):1954-60.
+ Alzheimer's disease is type 3 diabetes-evidence reviewed. de la Monte SM, Wands JR. J Diabetes Sci Technol. 2008 Nov; 2(6): 1101–1113.
+ Brain insulin resistance and deficiency as therapeutic targets in Alzheimer's

disease. De la Monte SM. Curr Alzheimer Res. 2012 Jan; 9(1): 35–66.
* How does brain insulin resistance develop in Alzheimer's disease? De Felice FG, Lourenco MV, Ferreira ST. Alzheimers Dement. 2014 Feb;10(1 Suppl):S26-32.
* Insulin resistance and Alzheimer's disease: molecular links & clinical implications. Neumann KF, et al. Curr Alzheimer Res. 2008 Oct;5(5):438-47.
* Ketone bodies as a therapeutic for Alzheimer's disease. Henderson ST. Neurotherapeutics. 2008 Jul;5(3):470-80.
* The ketogenic diet as a treatment paradigm for diverse neurological disorders. Stafstrom C, Rho J. Front Pharmacol. 2012 Apr 9;3:59.
* Neuroprotective and disease-modifying effects of the ketogenic diet. Gasior M, Rogawski M, Hartman A. Behav Pharmacol. 2006 Sep; 17(5-6): 431–439.
* Insulin in the brain: its pathophysiological implications for States related with central insulin resistance, type 2 diabetes and Alzheimer's disease. Blázquez E et al. Front Endocrinol (Lausanne). 2014 Oct 9;5:161.
* Decoding Alzheimer's disease from perturbed cerebral glucose metabolism: implications for diagnostic and therapeutic strategies. Chen Z, Zhong C. Prog Neurobiol. 2013 Sep;108:21- 43.

Better geared for a lay audience:
* Alzheimer's – The Charlie Foundation
* Stop Alzheimer's Now, by Bruce Fife, ND
* Alzheimer's Disease: What if There Was a Cure? By Mary Newport

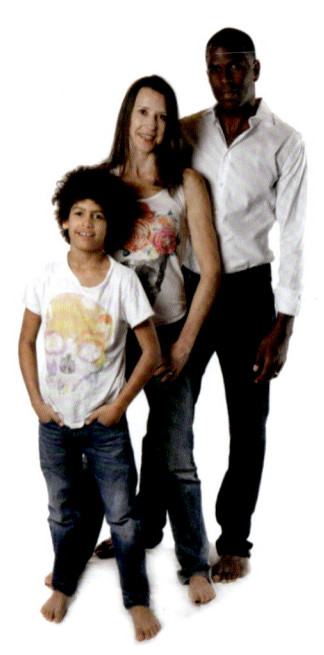

## Danksagung am Schluss

Ich bedanke mich ganz herzlich für die Möglichkeit beim FID Verlag und speziell Frau Johanna Müller dieses Buch veröffentlichen zu können. Für die engagierte und geduldige Unterstützung von Frau Melanie Steiner, Projektleitung, wortprojekt.de. Zusammen wurde das Manuskript für die Leser vereinfacht und optimiert. Sie hat mich mit Ihren Fragen und Anmerkungen dazu gebracht alles zu hinterfragen, aufs Neue zu recherchieren und verifizieren. Vielen herzlichen Dank an Brunhilde König für die Gestaltung des Buches.

Meinen beiden wichtigsten Personen in meinem Leben – meinem Mann Dave Dollé und meinem Sohn Ray Dollé – danke ich für Ihre Unterstützung und Geduld. Oft mussten Sie aufs Essen warten, weil ich die Speisen zuerst fotografieren musste. Mein Mann und ich sind zusammen vor rund 7 Jahren in die Paleo Philosophie eingetaucht. Die ganze Familie hat durch Paleo an Lebensfreude, Gesundheit und gemeinsamen Zielen viel Bereicherung erfahren. Wir leben und geniessen den entspannten Paleo Lebensstil sehr. Wir hoffen, Sie geben Paleo eine Chance. Schritt für Schritt mehr Lebensfreude, Gesundheit, Energie und Zufriedenheit. Sie werden es nicht bereuen.

Herzlich Romy Dollé